이재형 원장의
성(聖)스러운 성(性)이야기

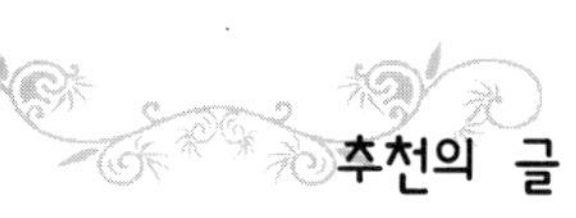

성(性)에도 길이 있다

7~8년 전쯤 되었을까?

최인호 씨의 소설 〈상도〉를 재미있게 보면서 들었던 생각이다.

장사에도 도가 있어 상도라 했는데, 성에도 길이 있을까? 즉 성도(性道)가 있을까? 길이 있다면 어떤 길일까?

마침 새해 첫날, 1년 넘게 고정출연을 했던 '손숙, 배기완의 아름다운 아침'이라는 라디오 방송프로에서 새해 인사말을 부탁한다는 요청이 왔다. 부산 집에서 전화로 연결해 인사말을 하게 되었는데 손숙 씨가 나의 근황을 물으면서 스튜디오에 최인호 씨가 나와 있으니 인사를 나누라고 했다. 〈상도〉무드에 빠져 있던 나는 경망스러울 정도로 호들갑을 떨면서 좋다고 했다.

최인호 씨와 반갑게 인사를 나눈 후, 나는 〈상도〉를 읽으면서 감동했던 부분을 두서없이 말하다가 불쑥 엉뚱한 질문을 던졌다.

"상도처럼, 성에도 길이 있지 않겠어요? 어떻게 생각하세요? 저도 최 선생님처럼 앞으로 성도(性道)라는 책을 쓰고 싶어요."

최인호 씨의 대답은 지금 기억에 없다. 그냥 나 혼자 흥분해서 묻고 나 혼자 확신하고, 나 혼자 선언해 버린 것이다.

그때부터 나의 의식과 잠재의식 속에는 '성도'가 자리 잡고 있었던 것 같다.

성에 있어서 도(道)를 논하자면 동서양을 넘나들고 인류사를 넘나들어 인간 본연의 성을 밝혀야 할 텐데, 내가 무슨 재주로 그럴 수 있단 말인가? 알다가도 모를 게 바로 인간의 성인데…….

그런데 마음속 깊이 남아 있던 궁금증이 자꾸 솟아올라 왔다. 그건 나의 뼈저린 체험으로부터 비롯된 의문이었다.

10살 때 이웃집 고등학생 오빠로부터 당한 성폭행의 후유증으로 나는 15살부터 4년간을 심한 생리불순을 겪었다. 일년에 한두 번 치르는 생리가 한 번 시작되면 3개월에서 6개월이나 계속됐다. 해마다 수혈을 하면서 서울대학병원과 연세의료원을 다녔다. 그런데 독한 호르몬제를 4년씩이나 먹어도 효과는 없고 출혈과 수혈만 반복했다. 부작용만 심해졌다.

보다 못한 어머니가 병원 치료를 중단시키고 병을 고치기 위해 수소문을 해보더니 어느 날 강화도 쑥을 한 포대 사오시더니 끓여서 김을 쏘이게 해주셨다. 열흘에 한 번 정도로 1년을 계속

했다. 놀랍게도 완전히 정상으로 돌아왔다. 신기하고 신기할 따름이었다.

또 하나 분명하게 기억나는 것은 쑥 찜질을 하던 기간 중에 있었던 일인데, 어머니가 어떤 권사님에게 나를 데려가서 안수 기도를 받게 해 준 것이었다. 내 머리에 손을 얹고 잔잔한 목소리로 차분하게 기도를 해주었는데, 그 기도 내용 중 한 대목에서 그만 울고 말았다.

"이렇게 남이 모를 어두운 고통을 주신 것은 앞으로 가슴을 치며 울부짖는 사람들을 위해 희망이 되라고 하신 뜻이오니……."

몸부림을 치며 꽤나 한참동안 울었던 기억이 난다.

간호대학을 나와 간호사가 되었고, 조산학을 해서 조산사가 되었지만, 그 때도 내 마음 한 구석에는 "이게 다 가 아닌데……." 했었다. 서양 의학의 한계를 짚고 있었던 것 같다. 내가 분명히 나았는데 산부인과 의학에는 그런 것이 없으니 이건 완전하지가 않다고 생각했다. 3천 명의 아기를 받으면서도 여전히 의문이 남았다. 전통적인 산후조리법이 빠져 있는 것이다. 함부로 바람 쐬고, 샤워하고, 시원한 주스도 마시고…….

기도의 힘은 또 어떻게 바라봐야 하는 걸까?

종교적인 믿음의 원리가 과학적인 근거로 해명될 수는 없는 것일까?

성의 길을 찾는다면 동양의 성부터 알아야 한다는 생각이 들었다. 그리고 몸과 연관된 영적이고 심리적인 부분을 근거 있게 찾아내고 싶었다.

찾고 또 찾았다.

관련된 책은 닥치는 대로 읽었고, 조금이라도 아는 사람이 있으면 붙잡고 늘어졌다. 1년 동안 〈동의학 개론〉을 배웠다. 중국 상해까지 날아가 상해대학 교수였던, 지금 중국고대성문화 박물관 소장이신 72세의 류달임 교수님께 가르침도 받고 저작도 읽게 되었다.

상담 사례를 앞에 놓고 동료들과 모색하고 탐구하는 과정에서 범원 선생님도 만났고, 장성철 동양멀티테라피협회 회장님도 만났고, 한국 힐링타오와도 만나게 되었다.

작고 큰 배움들이 모아져 이제 인간의 성에 대해 그 뿌리를 확인하며 줄기를 세우려고 할 즈음, 우연한 기회에 후배의 소개로 이 책의 저자이신 이재형 선생님을 만나게 되었다. 자리를 마련해 우리 책임상담원들과 함께 강의를 들었다.

무척 반가웠고 기뻤다. 우리가 찾아온 길이 틀리지 않았고 앞으로 갈 길이 원대하고 희망찬 길임을 확인할 수 있었기 때문이다.

이제 추천사를 쓰기 위해 이 책을 읽게 되었다.

이 책은 한마디로.

성도(性道)를 찾아가는 약도다.

성도로 안내하는 친절한 길잡이다.

누구든 산 밑 어느 곳에서든 정상을 향해 올라갈 수 있다.

단지 얼마나 힘들게, 얼마나 오래 걸려서 올라가느냐 만 다를 뿐이다.

힘들고 오래 걸릴수록 의지가 필요하고 인내가 필요하다.

대부분 너무 힘들고 오래 걸리면 지쳐서 주저 앉거나, 포기하고 집으로 돌아가 버린다. 그리고 어떤 사람은 오르지도 않고, 결국 내려올 것을 왜 올라가느냐고 비웃음을 날리기도 한다. 의지가 있는 사람도 길을 잘못 들었을 때 지혜롭지 못하게 만용을 부리면 굴러 떨어지거나 죽기도 한다. 그래서 등산 안내판을 보고, 지도를 참고로 길을 익히고 점검해보면서 산을 올라야 한다.

적당한 시간에 적당한 컨디션으로 정상에 오르면 몸도 쾌적하고 마음도 상쾌하다. 또 다시 가게 되고 단련되어 그 산을 초월하게 된다.

다행히 이 책은 지름길을 아주 잘 표시해 주었다.

각자 산 밑 다른 데서 출발해도 지치기 전에 지름길이 나온다.

지름길에만 도착해도 그 풍경과 기운이 얼마나 좋은지 미리 동영상을 보여준다.

이 책은 우리가 누려 온 성생활이 얼마나 파괴적이고 잘못되어 왔는지 깨닫게 해준다. 그동안 엉터리 지도책을 따랐기 때문이다.

이 책은 우리 몸이 왜 망가져 왔는지를 진단해 준다. 섹스의 목적이 잘못 되었기 때문이다.

이 책은 남녀가 즐기는 것이 얼마나 위대하고 고귀한 것인지를 말해 준다. 오르가즘 속에서 내 자신을 만나고 너를 만나며, 우주를 만나고 신을 만날 수 있다. 찰나를 영원으로 바꿀 수 있다.

이 책은 변하지 않는 사랑을 약속하며 상처를 치유해 준다.

이 책은 욕망의 갈증을 해소하는 법을 알려준다.

이 모든 것을 아주 구체적으로, 친절하게 생활 속에서 실천하게 인도해 준다.

혼탁한 성문화 속에서 길을 잃고 헤매는 많은 사람들에게 희망과 기쁨을 선물해 준 이재형 선생님께 감사할 따름이다.

사단법인 푸른 아우성 대표

구성애

성(性)을 모르고는 근본치료는 어렵다

2005년 11월.

사람들은 나를 보고 미쳤다고 했다. 한의원 운영두 잘 되고 있고, 나름대로 환자들에게 인정도 받고, 또 부원장도 있으니 꼭 자기시간 갖고 싶으면 시간도 좀 자유롭게 낼 수 있고…….

뭐가 부족해서, 그 기반 다 버리고 위험부담이 있는 새로운 출발을 하냐는 것이었다.

그동안 한의원에서 환자분들과 동고동락하며 보람 있었던 순간들, 또 그만큼 내 자신의 한계에 아파하며 씨름하며 고민하던 시간들, 환자 가족의 눈물겨운 사연에 같이 한숨쉬고, 눈물지었던 기억들…….

그리고 그동안 고마웠노라고 눈물까지 보이시며, 꼭 기다리겠다고 내 마음을 아프게 하신 몇몇 환자분들의 눈망울들…….

그렇게 많은 환자분들과 바쁜 나날을 숨 가쁘게 달려온 것 같다. 그런데, 내 마음속에서 가을바람 같은 것이 늘 스쳐 가면서 뭔가를 간절히 말하곤 했다. 이젠 좀 숨을 고르며 숲을 떠나 다시 한번 숲이 어떤 것인지 돌아보라는 메시지로 해석됐다.

그리고 무엇보다도 나 자신의 길에 대한 내면의 성찰을 하고 싶었다. 내가 진정 하고 싶은 일이 진실로 그것인지 밝게 보고 싶었다.

정들었던 한의원을 정리하고, 환자분들께는 죄송하다는 편지를 남기고 안식년을 갖고자 인도로 떠나게 되었다.

영성의 나라라는 인도.

별다른 선입관 없이 갔지만, 그곳은 나에게 삶의 모습을 돌아보는 좋은 공간이었다. 아무 생각 없이 휴식도 취하면서, 여러 명상을 통해서 나의 갈 길을 차분하게 짚어 보는 귀한 시간을 보냈다. 그 동안 삶의 근원적 문제를 알고자 했고, 또 타인에게 그렇게 근원적인 도움이 되고자 소망했다.

우리 삶에서 성(性)의 문제는 우리가 풀어야 할 근원적 화두이다. 우리는 성 에너지로 태어났고, 이 성 에너지가 우리를 생존하게 하고, 사랑하게 하고, 영성을 밝혀 주는 하는 근원적 힘이다.

의식하든 의식하지 못하든 이 에너지의 운용이 자유롭지 않을 때 수많은 삶의 고통과 번뇌, 괴로움, 질병을 만들어 낸다.

인간관계 속에서의 많은 갈등, 그리고 그로 인해서 파생되는 많은 병고도, 깊이 그 원인을 찾아가 보면 성 에너지의 문제가 핵심임을 수없이 보아 왔다.

그렇지 않다고 부정하던 사람들도, 나중에 그런 자기를 발견하고 난 뒤에 스스로도 깜짝 놀라워하는 경우가 많았다. 오랜 세월 동안 성 에너지는 사회와 가정의 잘못된 세뇌 속에서 많이 왜곡되고 깊이 감추어져 왔기 때문이다.

이제는 이 근원의 문제를 정확히 보아야 할 때가 왔다. 내 자신 성도인술을 17년 동안 수행해 오면서 이 에너지의 의미, 이 에너지가 갖는 효용, 이 에너지를 운용할 때의 어려움을 몸소 느껴 오면서 이제는 이 성 에너지의 놀라운 선물을 여러 사람에게 전하고 나누어야 할 때라고 내 내면의 소리가 나를 안내했다.

이런 성 에너지의 올바른 운용법이 이 사회에 전해지는 것이 매우 중요하다는 것을 느껴 왔으면서도 우리 사회의 성에 대한 이중 잣대에 의하여 혹 가십(gossip) 거리가 되지 않을까 하는 두려움을 가졌던 나 자신을 바라보기도 했다.

그러나 드디어 이것이 더욱 우리 삶의 근원적 치료에 다가가는 길이고, 그것이 내 길이라는 확신을 갖게 되었던 것이다.

"그래! 성(性)이 바로 서면 삶이 바로 설 수 있다."

2006.11

이재형

차 례

한의학과 에너지의학의 원리로 본 성 에너지

변형과 초월을 꿈꾸는 사람에게

성(性)에서 성(聖)까지, 신(身)에서 신(神)까지

성(性)스러운 이야기

족발이 좋을까? 보쌈이 좋을까?

오랜 세월 만나 서로 허물이 없는 한의사 선후배 모임이 있었다. 여러 임상 케이스에 대한 이야길 나누다가 불감증 환자에 대한 토의가 있었다. 이 때 한 여자 후배가 물었다.

"책이나 영화에 나오는 성에 대한 환상적인 환희의 표현들 그것 완전 거짓말 아니에요?

솔직히 난 남편과 행위 중에 집중이 안 되고 지겨울 때도 많아요. 어떨 땐 이것 끝나면 족발을 시켜 먹을까, 보쌈을 시켜 먹을까? 생각할 때도 있다고요."

"뭐라고? 아하하하하……."

좌중에 웃음보따리가 터졌다. 방바닥을 기는 사람까지 있었다.

"누나! 아니? 어떻게 그럴 수가 있죠? 이해가 안 가네?"

"글쎄 말이야!"

"난 이해가 되는데……. 사실 여자들 솔직히 성행위에 집중 안 될 때가 많아요."

남자들은 대개 이해할 수 없다는 반응이었고, 여자들은 공감하는 쪽이 많았다.

그 여자 후배는 억울한 표정을 지으며 한 마디 덧붙였다.

"내 주변 친구들에게 물어보면, 10명 중 색을 밝히는 2~3명 빼곤 나머진 다 나하고 다 비슷하다던데. 오르가즘인지 뭔지, 한 번도 경험 해보지 못한 여자들이 수두룩하대."

그녀는, 성의 즐거움을 잘 느끼는 사람은 색을 밝히는 사람이라는 꼬리표까지 붙였다.

내 후배한테 이런 편견이 있다니, 나는 좀 놀라웠다.

"야! 남편이 참 비참하겠다. 허허!"

"아, 물론 우리 남편은 모르지. 내가 그냥 아주 좋은 척 하거든, 디 솔직히 말해서 더 빨리 끝내고 싶으면, 더 많이 오르가즘을 느끼는 듯 격렬히 연기해."

이 대목에선 간간히 웃음도 나왔지만, 분위기가 조금 가라앉았다. 또 다른 후배가 그녀의 가슴에 대못을 콱 박았다.

"언니, 난 운이 좋은가 봐! 신랑하고 잠자리 할 때 눈앞이 아득해지고 정말 좋던데……."

그녀는 깊은 한숨을 내쉬며 말했다. "나, 불쌍하다. 그치? 그게 그렇게 좋은 느낌이라는데, 죽기 전에는 한 번은 꼭 느껴 보고 싶은데……. 죽을 때 괴테는 창문을 열어 달라면서 '좀 더 빛을…….' 했다는데. 내가 죽을 때까지 그 맛을 모른다면 아마 나는 남편 붙잡고 '아! 오르~가즘!!!' 하며 죽을지 몰라."

모임이 끝나고 흩어져 갈 때, 그 후배에게 조용히 다가가 "남편과 함께 자리를 갖자”고 말했다. 그녀의 남편은 다행히 아주 착한 사람이었고, 마음이 쉽게 열려 내 이야기를 진솔하게 들어 주었다.

이 후배는 자신이 한의사이니까 자기 부부의 몸의 문제는 잘 알아서 치료하도록 시키고는, 남편에게 먼저 성에 대한 관념을 깨도록 집중적으로 설득시켰다. 그리고 의식을 아래로 내릴 수 있는 단전 호흡법을 가르쳐 주었다. 이 과정에서 여성이 이해하고 도와줘야 할 사항과, 여성이 집중하지 못하는 문제점들을 따로 그 후배를 만나 설명해 주었다.

후배에게 첫 번째 교육을 한 다음, 실제에 적용할 때의 어려움이 생기면 그때그때 해결점을 찾아 나가자고 했다. 그 후 수차례 더 만나 난관에 봉착했을 때의 해결점을 제시해 주었고, 그들은 참으로 진지하게 경청해 주었다.

약 3개월이 지난 어느 날, 후배를 학회에서 만났다. 학회 끝나고 나오는 길에 근처 커피숍에서 차 한 잔을 했다.

“어떻게 이렇게 내가 달라질 수 있는지 놀라워요. 처음엔 내가 미친 것이 아닌가 하는 생각까지 했다니까요. 예전엔 3분 만 해도 몸이 힘들고 찌뿌둥 했는데, 지금은 두 시간을 하고도 힘이 들기는커녕 오히려 몸이 날아갈 듯 가볍지 뭐예요. 희한하게도 섹스하는 내내 하나도 아프지도 않고 계속 너무 너무 좋은 거예요. 남편도 예전과 확연히 달라졌어요. 자신감이 펄펄 살아 있고 활력이 넘쳐 멋지게 살고 있어요.”

"그래! 잘 됐다. 당연한 결과이고, 두 사람이 착해서 받아들일
준비가 되어서 스스로 선물을 받은 것이야!"

"아, 그리고 또 하나의 선물이 있어요! 예전엔 아줌마들끼리 성
에 대한 진한 얘기들 서로 모여 하고 있으면, 난 그 사람들 경멸
했거든요. 세상에 할 일이 없어 모이기만 하면 저런 이야기들이
나 하고 있나 하고 말이죠. 근데 이렇게 입장이 바뀌니 그 말들이
다 아름답게 느껴지는 것 있죠? 앞으로 살면서 내가 그 입장이 되
기 전에는 함부로 판단하고 재단하고 평가하지 않으려 해요. 암
튼 여러 가지로 고마워요. 내가 한의사로서 환자에게 상담할 때
도 많은 도움이 될 것 같아요."

성생활을 하면서 배우자에게 솔직히 자신의 애로를 다 털어놓
지 못하는 경우가 많다. 상대가 상처받을까 봐, 또는 상대가 자신
을 어떻게 평가할까 하는 두려움 등이 미묘하게 공존하기 때문이
다. 이럴 때는 차라리 믿을 만한 전문가에게 솔직하게 고충을 토
로하고, 그것을 통해 정확한 처방을 얻는 것이 효과적일 수 있다.

'천지가 서로 결합하여 달콤한 이슬을 내린다' 는 노자의 말처
럼 남녀간의 결합을 통해 욕망을 만족시키면 달콤한 이슬을 맛
보는 것과 같다.

달콤한 이슬의 축복을 얻기 위해선 인간 본성에 있어 최고의
경지랄 수 있는 어린아이의 순수한 마음으로 상대에게 솔직하게
말하고 대할 수 있어야 진정한 사랑을 얻을 수 있는 것이다.

우린 서로를 너무 몰라

하루는 한의원에 반가운 분이 찾아왔다. 가족끼리도 오랫동안 만나는 사이로, 아이들도 잘 아는 처지여서 명수 어머니로 주로 부르는 분이었다. 부부가 교수로, 늘 열린 자세로 사회문제 등을 잘 애기하는 스타일이어서 같이 대화하는 시간이 즐거웠다.

"명수 어머님, 오늘은 어쩐 일로 여기까지?"

"예, 우리 명수 아빠 보약 좀 지으려고 왔어요. 바빠서 직접은 못 오고요, 요새 너무 기력이 없어 해요. 바로 얼마 전에도 처방하셨으니까 본인이 안 와도 가능하겠지요? 그리고 이번엔 양기 (陽氣)도 좀 보충시켜 주셨으면……."

"그래요? 그런데 원활한 성생활에는 몸의 문제도 있지만, 마음의 소통도 중요한데요. 서로 허심탄회하게 성에 대해 의견은 나누시나요? 워낙 열린 분들이라 잘 하실 것 같기는 한데……."

"글쎄 어떤 이야기든지 서로 잘 하는데, 성에 대한 것은 그게 쉽지만은 않더군요."

명수 어머니는 무슨 재밌는 얘길 꺼내려는 듯이 하더니 큭큭 큭 웃음을 참는다.

“뭔데요? 얘기 해 보시죠.”

“글쎄 우리가 한 번은 우리 성생활에 대해서 생전 처음 서로 솔직히 얘기 한 적이 있었는데요.”

명수 어머니가 들려준 부부간의 대화를 재구성 해보면 대충 이렇다.

“여보 있잖아……. 어제 우리 사랑 나눌 때 나 너무 아팠다! 처음부터 그렇게 세게 빠르게 하니까 너무 아팠어. 미안하지만 천천히 하면 안 될까?”

“엥? 뭐라고? 난 또 어제는 좀 더 잘해 보려고, 남성답게 터프하게 자기 좋으라고 온갖 노력을 한 것인데…… 그리고 그렇게 하니까 자기가 딴 때와 달리 더 격렬히 신음하기에, 역시 더 좋아하는군! 내가 체력을 더 길러야지 했는데…….”

“그랬다고? 난 사실 좋아서 신음 한 게 아니고, 아파서 그런 건데, 자기가 그렇게 빨리 세게 하면 자기 자신은 더 좋은 모양이구나! 했지.”

“아이고! 아이고! 난 좋아서 신음한 줄 알고, 내 온 힘을 다 한 것인데, 이번에는 죽을 힘을 다 해서, 쌩 힘을 다 해서 더 빠르게 더 세게 했잖아!”

“난 또 자기가 역시 이렇게 하는 것이 좋은가 보구나, 더 빨리 하는걸 보니……. 아까도 아팠지만 그래도 자기가 좋아하니까 내가 어떻게든 참아 보자 했지, 뭐!”

이것이 비단 이 부부만의 이야기일까? 어쩌면 우리들 대부분의 자화상 아닐까? 우습기도 하지만, 슬픈 아이러니가 아닐 수 없다. 서로를 배려한다면서 서로가 힘든 쪽으로 몰고 가는 안타까움이 묻어나는……. 그래도 서로의 배려가 가상한 우리 삶의 이야기다.

명수 어머니처럼 한 번이라도 성에 대해 서로 솔직한 이야기를 나눈 것은 아주 중요한 시작이다. 처음이 시작되면 그 다음은 훨씬 쉬워지기 때문이다.

명수 어머니께는 부부가 같이 할 수 있는 탄트릭 펄세이션 호흡법을 가르쳐주었다. 나중에 만나 들어보니 자신들이 효과를 많이 느끼고, 주위 친한 사람들에게도 적극 권하고 있다는 것이었다.

우리 나라에서도 베스트셀러가 된 <화성에서 온 남자, 금성에서 온 여자>의 핵심 내용은 남성과 여성이 서로를 너무 모른다는 것이다.

맞는 말이다. 남성의 힘 위주의 생각과, 여성의 감성의 충돌. 남자와 여자는 영원히 만날 수 없는 평행선이라고도 하고, 남자와 여자는 다른 종(種)이라고 표현하기도 한다.

그러나 이 다름 때문에 우리는 서로에 대해서 강하게 끌리고, 이 두 에너지의 합일이 주는 환희는 비교할 수 없이 크고, 자신의 나머지 반쪽을 찾은 기쁨이 우리를 완전하게 만드는 것이다.

오늘부터 이런 다름을 오히려 감사하게 받아들이고, 서로를 잘 알아 나가려 노력하고 이해의 폭을 넓히면, 그대의 성생활은 한

단계 고양되리라.

　이런 남녀의 에너지 차이는 머릿속으로 이해하는 차원도 필요하지만, 남녀가 같이 하는 호흡법을 통해 더욱 행복해 질 수 있다. 이런 훈련을 통해서 남녀의 힘과 감성이 만날 수 있게 되고, 이제는 <화성에서 온 남자, 금성에서 온 여자>가 아니라, 지구에 같이 존재하는, 아니 이 우주에 같이 조화롭게 존재하는 남성, 여성이 될 수 있기를 기대한다.

 이재형 원장의
성(聖)스러운 성(性)이야기

탄트릭 펄세이션(Tantric Pulsation) 호흡법

우리의 몸에는 에너지 흐름의 큰 정류장들처럼 차크라라고 하는 포인트들이 7개가 있다.

그중 성기 부위에 있는 첫 번째 차크라가 근원적 에너지인 성 에너지의 원초적 힘을 담당하며, 가슴 부위의 네 번째 차크라가 감성을 담당한다. 이 두 차크라가 갖고 있는 남성과 여성의 차이가 중요하다 하겠다.

① 남성은 첫 번째 차크라가 (+)이며, 여성은 (-)이다. 생긴 구조도 남성이 돌출되고 여성이 들어간 구조이다. 에너지의 흐름은 (+)에서 (-)로 흘러가게 되어 있다. 그래서 남성이 먼저 시발을 하여 남성의 힘의 에너지를 여성의 성기 속으로 넣어 준다.

② 네 번째 차크라에선 여성이 (+)이고 남성이 (-)이다. 구조의 모습도 여성이 돌출되어 있다. 남성으로부터 여성의 성기 속으로 들어온 에너지는 여성의 몸속에서 위로 올라가서 가슴 부위에선 자신의 가슴을 통하여 (+)인 자신의 감성 에너지를 남성에 가슴으로 전한다. 그러면 그 에너지는 또 남

성의 몸속에서 아래로 내려가고, 그리하여 이런 순환의 사이클이 서로를 한 몸으로 휩싸고 도는 것이다.

이런 이치로 (+)인 쪽은 강하게 주려고 하기 쉬우며, (-)인 쪽은 처음엔 일단 수비적이 되기 쉽다. 그래서 남성의 힘으로 처음부터 강하게 삽입하면, 여성은 수비적으로 움츠리게 되니, 서서히 해 나가면서 그 수비의 긴장이 이완이 되기를 기다려야 한다. 이 남녀의 순환이 왕성해지면 여성도 강하게 받기를 바라는 때가 오게 되니, 남성들이여 그때 왕성한 힘을 아낌없이 주어라. 이 타이밍의 치이를 남성은 꼭 알아야 한다. 엉뚱한 곳, 달가워하지도 않은 곳에 에너지를 더 이상 낭비하지 마라.

이런 현상은 비단 남자에게만 해당되는 말이 아니다. 아직 익숙지 않은 남성을 향해 여성이 강하게 가슴의 감성으로 대시하면, 남성은 이것이 공격으로 느껴져 움츠릴 수 있게 된다.

아직 익숙지 않을 때, 여성이 "나 자기 너무 좋아, 너무 좋아, 아!" 하면서 불타는 눈길로 안으려 하면서 그 감성의 에너지를 강하게 분출하면, 남성은 껍질 속으로 숨어드는 자라목처럼 움츠려지며 부담과 아픔을 느낄 수도 있다.

여성은 남성이 처음부터 삽입 성교로 강하게 힘으로 밀고 들어올 때의 부담되는 느낌을 알 테니 이 또한 이해 할 수 있으리라.

이런 이해의 바탕에서 원숙하게 하나가 되는 서클을 그리면 남성에게도 자신의 힘과 감성의 소통이 되어 음양 합일의 원만한 충족을 느끼게 되고, 여성도 마찬가지가 되는 것이다.

이런 에너지의 흐름을 서로 훈련할 수 있는 호흡법이 있다.

먼저 앉은 자세로 서로 눈을 감고 마음을 고요하게 한 다음, 이제는 서로 좌우로 결합하는 자세로 앉는다. 단, 한 다리는 상대 다리의 위쪽으로, 한 다리는 아래쪽으로 가위처럼 말이다. 그리고 남성이 먼저 자신의 첫 번째 차크라 부위인 성기 부위에서 자신의 에너지를 여성의 성기 속으로 지극한 마음을 갖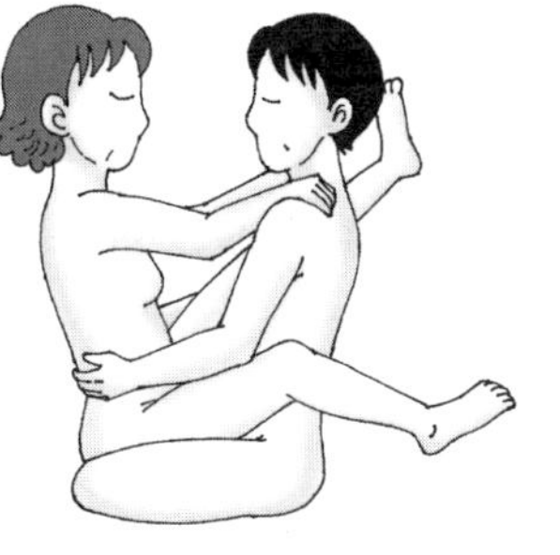고 심호흡을 하면서 넣어 줘라. 이때 여성도 이 호흡과 리듬을 같이 맞춰야 한다. 남성은 마치 자신의 성기가 뽑혀 나갈 것 같은 느낌으로 모두 주어라.

여성은 이를 감사한 마음으로 받아 자기 몸의 가슴 부위까지 끌어올려라. 그리고 네 번째 차크라 부위인 자신의 유방을 통하여 남성의 가슴으로 자신의 감성을 아낌없이 주어라. 마치 사랑스러운 아이에게 젖을 먹이듯이 말이다. 그러면 남성은 또 이 에너지를 감사히 받아서 자신의 몸속에서 다시 자신의 첫 번째 차크라로 끌어내리고, 이런 순환을 계속하는 것이다. 이때 호흡은 계속 리듬을 똑같이 맞춰서 하고 서로의 배의 들락거림이 한 리듬으로 함께 할 수 있도록 하라.

눈은 감고 하는 것이 효율적이다. 옷은 입고 해도 되며, 옷을 벗고 해도 좋다.

우리에게는 남성성과 여성성이 함께 존재한다. 이런 호흡을 부부가 같이 해 나가다 보면 남성은 자신 안의 남성성과 여성성이 만나는 합일감을 느낄 수 있고, 여성도 마찬가지이다. 이것이 우리가 궁극적으로 추구하는 음양 합일의 모습이며, 탄트라에서 말하는 고귀한 음의 법칙인 샥티(shakti)와 존귀한 양의 원리인 시바(shiva)의 결합인 것이다.

사랑스러운 의사 소통법

부부생활이 원만치 않은 대부분의 부부의 경우, 한의원에 와서도 곧잘 다투곤 한다. 주로 상대방의 하는 말 중의 어떤 단어에 걸려서 말꼬리를 잡게 되는 것으로 시작되며, 또 그런 상황은 점점 확대 재생산되어서 이젠 걷잡을 수 없게 꼬인다.

"그래, 그래……. 가장의 의무 또 그 이야기……. 이제 그만 해라 잉!"

"알았어! 알았다니까……. 남자가 소심하다고?

그래 좋아, 내 소리가 잔소리라면 당신 소리는 굵은 소리겠네! 아이고 웃기고 있네."

"에이! 빌어먹을! 다시는 같이 다니나 봐라." 하고는 자리를 박차고 나가 버리는 일도 있다. 그야말로 '너의 시작은 미미하였으나 그 나중은 창대하리라.'를 엉뚱한 곳에 기어이 실현시키고야 마는 것이다.

이런 말다툼의 끝을 보면 꼭 어느 한 편도 승리의 쾌재를 부르는 것이 아니고, 둘 다 패배자의 모습을 하고 있고, 둘 다 억울해하고 있고, 또 꽤 많은 시간 싸웠으면서도 자기를 다 후련히 표현하지 못한 아쉬움을 가지고 있다.

왜 그럴까?

그것은 나 자신을 두껍게 싸고 있는 논리와 지식 등의 껍질에 싸인 대화로 인해서 상대가 나를 실감나게 못 느끼기 때문이다.

내가 쓰는 단어가 나일 수 없고, 내가 알고 있는 정보가 나일 수 없는 것이다. 이런 것들은 서로가 소통될 때 시간이 걸리기도 하고 때론 강한 반감을 유발하기도 한다.

우리에게는 훨씬 소통이 빨리 되는 말랑말랑한 속껍질이 있다. 그것이 감성의 껍질인데, 예를 들면 "나 억울해요.", "나 쓸쓸해요.", "나 들떠요." "나 외로워요.", "나 행복해요." 능으로 표현될 때 머리를 써 가며 이 말을 이해하는데 시간이 걸리지 않는다.

이런 경우, "인생이라는 것이 이렇고, 가정에서의 당신의 의무가 이래야 하고, 당신의 잘못이 무엇이고, 다른 사람들의 삶은 어떠하고 등으로 이야기를 풀어 가면 훨씬 많은 시간이 걸리면서도 상대가 가깝게 안 느껴질 것이다.

그 복잡하고 거창해 보이는 겉껍질 속에는 누구나 비슷하고 소박한 일차적 감정이 앉아 있으며 그냥 손 내밀면 바로 안길 수 있는 어린아이의 천진한 모습으로 기다리고 있다. 그래서 우리는 자기 마음속에 일어나는 일차적 감정 또는 밑 마음이라고 하는 것을 늘 살펴보는 버릇을 들여야 할 것이다. 그 밑 마음을 있는 그대로 표현하고, 상대의 말 속에서도 그 사람의 밑 마음을 느껴 보려 노력할 일이다. 이렇게 일차적 감정으로 소통할 때 소통의 속도는 빛의 속도와 같게 되어 훨씬 상대를 이해하는데 효율적이다.

상대의 어떤 이야기에도 최소 3초 정도의 시간을 갖고 그 사람의 밑 마음에 귀 기울인 다음 대답을 하는 것이 필요하며, 상대가 나의 수족처럼 항상 붙어 있기를 바라는 집착에서 벗어나 "상대가 ~하는구나." 하는 태도와 "상대가 그럴 만한 이유가 있어서 ~겠지." 하는 시각을 갖고, "~한 것이 그래도 이만하기 감사하다." 하는 한 걸음 떨어져서 상대의 소박한 마음을 느끼려는 자세를 갖는 것이 현명하다.

이런 원리는 예전에 내 자신이 '동사섭(同事攝)' 이라는 프로그램에서 배운 소중한 지혜였고, 나 자신의 체험과 더불어 주위 분들에게 전하여 많은 변화를 가져왔던 놀라운 삶의 통찰방편이었다.

이혼을 심각하게 고려하고 있는 결혼 10년차의 부인이 내원하였다. 말투가 조목조목 논리적인 스타일이었다. 맞벌이 부부였는데 몸과 마음 모두 소통에 어려움을 겪고 있었다. 그래서 우선 마음의 소통을 위해서 감성으로 이야기 하는 법을 가르쳐 주었다.

"원장님 말씀 이해는 하겠지만……. 그 인간한테 이런 정도가 통할지 모르겠네요?"

반신반의하는 마음이 진료실을 나가는 표정에 역력히 드러났었다.

1주일 후, 그 부인이 다시 내원하였고 얼굴이 자못 들떠 있었다.

"원장님, 우리 희망이 생겼어요. 고마워요! 그게 그렇게 효과가 있을 줄 몰랐어요."

　하루는 제가 몹시 힘들었을 때 머릿속에서 나오는 다른 지식이나 논리이야기 다 생략하고 "여보, 오늘 나 많이 힘들어. 한번 꼭 안아줘." 했더니 의외로 남편이 눈빛이 편안하게 이완이 되더니 나의 감성이 전해졌는지, 나를 안쓰럽게 끌어안고 "여보 힘내, 내가 있잖아. 내가 항상 힘이 되어 줄게." 하는 거예요.

　너무나 감동적이어서 "여보 나 지금 너무 행복해." 라고 말하며 울먹이게 되더군요. 그 이후로 많은 것들이 녹아내리게 되었어요.

　"나중에 남편에게 들으니 내가 먼저 자존심 같은 걸로 자신을 기리지 않고 내 솔직한 마음을 다 열어 부여주었다고 느꼈대요. 그래서 남편도 자기도 모르게 힘들다는 내 감정이 그대로 마음을 강하게 쳐서 안쓰럽고 뭉클했다고 하더라고요. 글쎄 ……."

　"예전에는 내 말투가 논리적으로 따지듯이 다가오면 우선 남편도 긴장이 풀어지지 않고 지지 않으려는 마음부터 올라왔었대요. 내가 나를 표현하는 이 작은 차이가 이렇게 큰 변화의 물꼬를 열어 놓게 될 줄 몰랐어요."

　그 후 열린 마음의 바탕 위에서 이 부부는 몸의 소통에 대한 치료와 교육을 받고, 지금은 만족스런 부부 성생활과 함께 매우 행복하게 살고 있다.

　이 작은 말씨의 변화가 서로의 마음씨를 일깨워 그 씨앗 속에서 꽃을 활짝 피울 수 있다는 소중한 경험이었다며 연신 놀라운 변화라며 인사하던 뒷모습을 보며 빙그레 미소가 내 마음에도 번졌다.

성(性)에 대한 관념을 바꾸자

어느 통계에 의하면 한국 남성의 60~80%가 삽입 성교 시간이 5분 이내다. 물론 서로의 몸과 마음의 교감이 열렬히 통하면 시간은 절대 중요하지 않다. 단 1분이라도 지극한 상태로 서로가 하나 될 수 있는 것이 인간 존재이다. 그러나 늘 그런 상태이기가 어려운 게 우리 삶이다 보니 문제가 되는 것이다. 몸의 감각 속에서 충분히 집중하고 그 안에서 클라이맥스에 가서 겉껍질을 녹여 버리고, 하나 됨을 통해 '에고(ego) 없음'을 경험하기에는 짧은 시간인 것이다.

이런 상황이 반복되면, 여성들은 성행위가 늘 뻔하다는 고정관념이 생기고 그래서 집중이 더 안 되는 것이다.

성행위는 배설이 목적이 아니라 음양의 기를 교류하는 것이 목적이다. 그럼에도 우리들 머릿속에는 잘못된 고정관념과 선입관이 뿌리 깊이 박혀 있다.

우선, 끝을 보겠다는 의식이다.

남성에겐 이것이 사정(射精)이라는 과정에서 명확히 드러난다. 사정을 해야 즐거움의 마무리가 된다고, 오랜 세월 습관으로 굳어져 있고 기억되어져 있는 것이다.

성이 생식 즉, 자손을 낳을 목적만이라면 이는 맞는 말이다. 그러나 그것이 아니라면 사정의 쾌감만이 남성에게 있어 진정한 오르가즘이 결코 아니다. 오르가즘이란, 섹스 후에도 내내 충일하고 힘이 나고 세상이 아름다워지는 어떤 것이다.

그러나 남성은 짧고 강렬한 쾌감을 동반한 사정 후 곧바로 허무함과 탈력감의 나락으로 빠져들게 된다. 나이가 들수록 이는 더욱 강하게 실감되리라.

진정한 남성의 오르가즘은 여성의 오르가즘에서 퍼져 나오는 파장에 공명할 때 나오는 것이다. 모든 걸 수용하고 싶고, 모든 걸 헌신하고 싶은 그 여성의 지극한 환희의 에너지에 파장이 맞아 공명할 때인 것이다.

그래서 동양의 원리 속에는 '음(陰)은 양(陽)을 통해서 동(動)하고, 양(陽)은 음(陰)을 통하여 완성된다'고 하는 것이 있다.

이런 관념의 전환이 처음엔 쉽지 않을 수 있다. 하지만 이 에너지의 본질을 밝게 본다면 누구라도 가능한 일이다. 혹 이런 전환이 자연스러운 것에 위배되는 것이라고 생각한다면, 이런 예를 들고 싶다.

우리 호흡의 자연스러움은 무엇인가?

지금 우리가 가쁘게 얕게 숨 쉬고 있는 것이 습관이 되어 자연스러운 것으로 여기지만, 그것이 자연스러운 호흡이 결코 아니라는 것을 이제는 많이 알고 있지 않는가?

원래 우리 본연의 호흡으로 가기 위해선 얼마간은 익숙지 않아 힘이 들더라도 수련에 의해서 호흡명상, 단전호흡, 엄마 뱃속에서의 우리 원래의 태식호흡으로 돌아가면 엄청난 세상이 있음을 느끼게 된다.

호흡의 변화만으로도 숱한 난치병 치료에 큰 효과가 나타나는 것은 이미 증명이 끝난 사실이다.

다만, 여기서 성 에너지 교류 시, 이미 심한 전립선염이나 전립선비대를 갖고 있는 소수의 사람들은 치료를 선행하거나, 치료를 병행하여야 한다는 점만 주의하면 되겠다.

성적주체(性的主體)가 되는 여성들

인도에서 만나 알게 된 친구가 자기 카페에서 차 한 잔 하자고 전화를 걸어왔다.

꼭 내 얘기를 듣고 싶어 하는 사람들이 있으니 반드시 나와야 한다고 부탁했다. 카페에는 세 사람이 나를 기다리고 있었다. 여자 둘은 각각 작가와 대학에서 미학을 강의하시는 교수였고, 나를 부른 카페 주인 친구는 명상을 수행하는 노총각이었다. 그리고 나, 넷은 간단한 소개를 하고 음료수를 주문한 뒤 이야기를 시작했다.

작가 여성이 먼저 이야기를 시작했다.

"이제 결혼 생활 8년차, 30대 후반에 접어드는데, 요즘엔 뭔가 놓치고 사는 기분, 뭔가 시들한 느낌, 생명력이 없는 느낌이 아주 희미하게 저 밑에서 올라오는 것을 느껴요. 그런데 누가 탄트라를 공부해보라고 권하더군요. 그래서 탄트라라고 하는 것에 대하여 관심이 생겨 책도 한두 권 보고, 주위에서 들어도 보고 했는데 탄트라의 세계에 대해서 직접 경험한 분들의 이야기를 듣고 싶어졌어요. 배울 수 있으면 배워서 저의 일상에서의 탈출구를 찾고 싶기도 하고, 그런 작품도 써 보고 싶기도 해요. 제가 듣기론 한의사 선생님도 그렇고, 교수님도 그런 실제 경험이 있다면서요?”

“먼저, 저는 우리 사회에서 결혼 생활이 부부 중심이라기보다는 가족 중심이어서, 시부모님과 함께 사는 데 신경 쓰고, 임신과 출산, 아이 양육 속에서 애쓰고, 직장 생활하면서 긴장하고, 온전한 성에 대해서 신경 쓸 틈이 별로 없이 살았던 것 같아요. 그리고 이런 외적 환경 이외에도, 여성으로서 자기 욕구를 표현하고 즐기기를 꺼리는 내적 제한을 스스로 만들어 놓고 살고 있었죠. 사는 게 다 그러려니 하며 지내 왔던 거예요. 그러다 불가피한 사정으로 이혼하게 되었고, 그 오랜 후 기적처럼 만난 남자와의 만남에서, 42세의 나이에 엄청난 세상을 처음 알게 되었어요. 그러고 나서 예전의 삶을 돌아보니, 내가 자신의 성적 욕구를 표현하면 남편이 ‘아니? 이 여자가?’ 할 것 같고, 성에 대한 이야기를 꺼내면 ‘여자가 하루 종일 그 생각만 하고 사니?’ 할 것 같고 해서 자신의 성 주체성을 억제하고 산 내 모습이 훨씬 잘 보이더군요. 일부 부부를 빼 놓고 많은 여성들이 이 굴레에 갇혀 있는 경우가 많은 것 같아요. 42세의 나이가 되서야, 성의 온전한 의미를 깨닫고, 우리 몸이 신성(神性)을 담는 신전(神殿)이 될 수 있음을 온 몸으로 느꼈어요. 진정으로 헌신이라는 단어가 나의 화두로 떠오르기도 하고요.”

“아!, 부러워요. 교수님! 요즘 섹스리스 부부도 많고, 그런데도 큰 불편 없이 지내고 있는 사람들을 많이 보거든요. 마치 그냥 친구처럼 사는 거죠. 이젠 그 세월이 길어지면 농담으로 하는 말 있잖아요? '가족끼리 무슨 섹스를 하냐? 근친상간하는 기분 같아서 말이야.' 이렇단 말이죠. 저도 남편하고 친구처럼 참 잘 지내는데요. 솔직히 뭔가 2% 부족함 같은 걸 느껴요."

"저는 한의사로서 성문제에 대한 많은 사람들의 얘기를 듣는 입장이다 보니, 이런 섹스리스 얘기도 종종 듣게 됩니다. 섹스 없이 친구처럼 불편함 없이 잘 지내는 것은 둘 중 하나라고 볼 수 있는 것 같아요. 지극한 높은 단계일 수도 있고, 또 다른 경우는 이젠 습관이 되어 생각이 마비된 경우이겠지요. 지극히 좋은 경험 없이 오래 지내다 보면 그렇게 적응하는 경우가 많더라고요. 그러나 성적 에너지는 우리가 태어난 근원 에너지여서, 억압되고 잠들어 있다 하여도 없어지는 것이 아니고 다른 형태로 반드시 나오게 되어 있지요. 가깝게는 비싼 옷과 비싼 물건들을 사 모으면서 상대에게 과시하며 거기서 만족을 찾는 행위들도 성 에너지의 왜곡된 형태일 때가 많고요. 크게 보면 정치, 사회, 예술 등에 있어서의 역작용에 있어서도 성 에너지의 왜곡된 분출일 때가 많이 있다고 보지요."

"그렇죠. 동감입니다. 곽노순 목사님의 말 중에 이런 말씀이 있더군요. '지난 밤 온 인류가 만족한 섹스를 했다면, 오늘 아침 세상은 평화로워졌을 거다.' 참으로 일리 있는 말이라 봐요. 전쟁에 나가기 전날 섹스를 허용하면 그 다음날 군인들의 공격성이 약화되어 전쟁이 안 된다는 말도 있고요. 또 어떤 사회학자는 노동의 착취를 효율적으로 하려고 성을 적절히 억압시키는 정책을 쓰기도 했다는 분석도 내 놓기도 했어요. 그래야 그들이 경쟁적으로 일을 전투적으로 한다는 거죠."

"재미있는 분석이네요. 교수님, 여성이 성적 주체가 된다는 것은 건강에도 지대한 영향을 미치는데, 미국 심신의학회(心身醫學會) 회장을 역임했던 크리스티안 노스럽(Christiane, Northrup) 박사가 많은 여성 질환을 치료하면서 성 에너지의 억압과 성적 주체성을 당당히 발현하지 않는 것이 여성의 구체적 질병 증상으로 나타난다는 사실을 <여성의 몸, 여성의 지혜> 라는 책에서 밝혔죠. '인간을 가장 황홀하게 하고 또한 가장 고통스럽게 하는 것은 섹스, 사랑, 그리고 종교이다. 이것들이 고통을 유발하는 경우는 문화적인 이유로 우리가 자신에게 자연스러운 기쁨과 쾌락을 허락하지 않으려고 할 때이다. 그러나 인간이 기쁨과 쾌락을 추구하는 것은 지극히 자연스러운 일이다. 성적인 에너지나 에로스는 모든 창조물에 스며 있는 생명력이며 즐거움의 일부이다. 에로스는 죽음으로 이끌고 가는 힘을 상징하는 타나토스와 대립되는 개념이다. 우리 문화는 너무도 오랫동안 이 타나토스에 머물러 왔다. 타나토스는 우리로 하여금 자신의 에로티즘을 두려워하고, 더럽히고, 억제 하도록 가르쳐 왔다. 황홀감을 경험하는 능력은 우리를 형성하는 정상적인 일상의 일부이고 영적인 능력일 수 있다는 사실을 이해해야만 한다. 단지 황홀경과 영성이 인간 본성의 일부임을 인정하는 것만으로도 우리는 황홀감을 경험 할 수 있으며 다른 사람과 비파괴적이고 비중독적인 관계를 형성하는 방법을 찾아 낼 수 있다. 이제 육체만이 아니라, 영혼도 살찌워야 한다. 자신이 가장 즐겁고 행복할 수 있도록 성적인 에너지를 이용하고 관리하는 방법을 배울 필요가 있다. 우리 삶에 개입하고 있는 다른 사람들에게도 도움을 줄 수 있도록 이 에너지를 사용하는 법을 배워야 한다.' 『여성의 몸 여성의 지혜』 크리스티안 노스럽 저, 강현주 옮김, 한문화, 2004, pp. 221~226

저는 한의사로서 여성이 성의 주체가 되지 못하고, 성을 수치스러운 것, 너러운 것으로 인식 했을 때 여성의 질환으로 다양하게 나타난다는 이분의 통찰이 중요한 메시지를 우리에게 준다고 감탄하고 있습니다. 이는 최면 치료를 해 보면 이런 통찰이 종종 입증이 되어 놀라운 치료 효과가 나타날 때가 많아요."

"또 남성위주의 사회에서 여성을 쉽게 통제하려는 저급한 수단으로 여성의 주체적 오르가즘을 없애려 했던 점도 간과할 수 없어요. 예전 어떤 부족에선 성인이 되면 여성의 클리토리스를 모두 제거하기도 했지요. 여성이 오르가즘을 알아서 자신의 성적 주체성을 찾으려 하면 남성들이 감당하고 통제하기 부담스러워 지니까 그런 극단적 수단도 썼다는 거죠."

"같은 남성의 입장에서 일부 안스러운 측면도 있어요. 그만큼 남성들이 여성에게 만족을 주지 못하면 어쩌나 하는 강박관념이 크다는 뜻도 그 속엔 있거든요. 심지어 강간범들이 강간을 하고

서도 '어때 좋았지?' 하는 질문을 종종 한다는 말을 들었거든요. 여성을 만족시켜야 한다는 강박관념에서 자유스러운 남성을 아직까지 저는 거의 본 적이 없어요. 다만, 만족시키는 것이 잘 안 될 뿐이죠. 여성들이 이 부분도 잘 모르고 오해하는 부분이더군요. 남성이 이기적이어서 자기 욕구만 채우면 그만 이라는 식으로, 여성의 고조기까지 좀 참다가 사정하지 않고, 그냥 이기적으로 자기만 사정하고서 등 돌리고 곯아떨어진다고요. 그 등을 쳐다보고 있노라면 큰 벽을 느낀다고 합니다. 그러나 사정을 자유자재로 조절한다는 것이 얼마간의 교육과 훈련 없인 좀체 힘든 일이고, 남성의 사정이 얼마나 에너지가 빠지는 일인지 잘 모르죠. 여성분들은 단순히 허리 움직이는 운동쯤으로 오해하는 경우가 많더군요. 오죽했으면 사정하고 나면 마누라보다 베게가 더 예뻐 보인다는 말이 있겠어요. 프랑스어로는 사정이 작은 죽음이라는 뜻이랍니다. 이런 차이를 이해하고 그 입장을 어루만져 줄 수 있을 때 큰 변화가 시작 될 수 있습니다."

"사정이 에너지를 많이 소모시킨다는 것은 절실히 동감하고 있어요. 요사이 금욕생활을 한 지 꽤 되었는데 확실히 명상에 집중되는 강도가 다른 것 같아요." 한참을 듣고 있던 카페 주인도 끼어들었다.

"아, 그렇군요! 몰랐어요. 그 정도인 줄……. 내가 나쁜 여자였던 것 같아요. 아니? 오래나 하면서 힘들다고 해야 말이죠. 기껏해야 5분인데 그 운동이 뭐 그리 힘드나 했죠. 아! 남자가 어떤 면에선 정말 불쌍하군요. 오늘부턴 정말 다르게 남편을 바라보게 될 것 같아요."

카페를 나오면서, 모든 남성들이 성 에너지의 운용에 자유로워져, 여성의 성 주체성의 발현에 부담을 느끼지 않고, 존재의 황홀한 에너지의 합일을 향해 갔으면 좋겠다는 생각을 했다.

 이재형 원장의
성(聖)스러운 성(性)이야기

너무도 중요한 여성의 역할

아주 영리하고 야무지게 생긴 그러나 약간은 날카로워 보이는 30대 후반 여성이 늘 소화가 안 되고, 두통이 잦고 손발이 늘 차서 고민이라며 한의원에 찾아왔다. 기본 진맥과 진찰을 마치고, 침 시술을 받자 다행히 금방 증상이 완화되었다.

"아, 신기하네요! 손발에만 이렇게 몇 개 났는데도 두통이 싹 가시고, 소화가 확 되는 듯 속이 아주 편해졌어요."

이렇게 호감을 갖고 인연이 시작되어, 그 후 주변 친구들을 많이 소개해서 데려오기도 했다. 그리고 신뢰를 갖게 되자, 자신의 말하기 힘든 고민들도 상담하기 시작했다.

"남편과 별로 애정이 없어서 작년엔 이혼하자고까지 했었어요. 그냥 같이 사는 게 즐겁지 않고 계속 남편 보면 미운 생각만 들어요. 물론 시부모님과 같이 살 때, 남편이 내 바람막이 역할을 잘못해 준 것이 큰 계기가 되기도 했지만, 성생활도 늘 불만이에요. 남편은 잘해 보려고 노력하는 자세는 있지만, 그래도 난 별로 만족치 않아요."

좀 더 구체적인 상황을 들어보니, "남편이 나와 나이차가 많이 나서인지 성교 도중 내가 좀 고조되려 하면 남편이 삽입속도를 확 낮춰 버려 고조감이 계속 진행이 안 되고, 내 마음속에서 에이! 시시해, 뭐야? 하는 생각이 들어요. 전희는 정성껏 온몸을 오래 해 주지만, 그 마음이 고맙기는 해도, 본 게임에서 능력이 안 되니 이렇게라도 하는구나 하는 생각도 들고요."

성에 대한 문제를 우리가 보통 허리이하학적 문제라고 부른다. 그러나 신기하게도 성 문제의 해결점은 허리이상학을 겸하지 않으면 해결이 잘 안되는 미묘한 특징이 있다.

이 환자의 경우는 자신의 감각에 깨어 있기 보다는, 머리로 생각하고 판단히고, 결정해 버리는 일에 익숙해져서 머리와 몸 사이에 에너지의 부조화 상태가 있었던 경우이다. 오랜 직장 생활에서 늘 긴장하며 머리를 영민하게 써왔고, 이로 인해 능력도 인정 받아왔던 터라 머리나 중추에만 기혈이 몰리고 사지 말단으론 기혈이 가지 않게 된 것이다.

이런 경우, 가슴에 울체된 열에너지를 오히려 찬 약으로 소통시켜 주면 손발이 따뜻해지고 잠도 잘 오고 소화도 좋아진다.

"아이고, 그런 남편을 두신 것을 먼저 행운으로 생각하고 남편에게 감사하고, 또 감사하여야 합니다. 그렇게 노력하는 남편이 아주 드물거든요. 일단은 부인이 먼저 잘못 이해하는 점을 알아야 할 것 같습니다. 부인 뿐 아니라 많은 여성이 오해하고 있는 것이 남자가 자기를 사랑한다면 어떻게 발기가 안 될 수 있겠냐 하는 것입니다. 그러나 남자의 경우에는 사랑하는 상대라 할지라도 발기가 잘 안 될 때도 있습니다. 어떨 때는 오히려 잘 하려는 마음이 강할수록 그것이 부담으로 작용하여 더 발기가 안 될 수도 있는 것이 남성 생리입니다.

그리고 또 말씀 중에, 몸 소통의 어려움의 중요한 포인트들이 잡히는데요. 여성의 경우는 특히 신뢰와 헌신의 바탕 아래 집중이 중요한데, 먼저 이 부분에 대해 부인의 관념의 전환이 필요합니다. 속도가 늦춰지는 것을 나이 많은 남편의 시시함으로 볼 일이 아니고요, 남편이 오히려 부인의 감각 고조와 맞춰 주고 싶어서 자신의 사정을 조절하는 모습입니다. 남편에 대한 신뢰를 가지고 그 느림에도 예민하게 감각을 집중해 보세요. 사실은 이 느린 동작 속에 집중만 한다면 더욱 미묘한 흥분과 몰입의 세계가 있다는 걸 알게 됩니다. 그 주어진 리듬에 그대로 몸과 맘을 맡기고 같이 리듬을 타보세요. 느린 동작에서 오히려 놀라운 깊은 느낌을 발견하실 겁니다.”

아침 출근 하자마자, 전화 한 통화가 걸려 왔다.

“원장님~~ 고마워요~.”

“아니 뭐가요”

“어젯밤 원장님 말을 듣고 그런 마음 자세로 남편과 해 보았는데, 징말 좋았어요. 정말 나른 느낌이었고, 지금까지 결혼 생활 중 한 번도 못 느껴 본 그런 좋은 느낌이었어요. 그 마음 자세하나 바꾼 것이 이런 엄청난 차이를 준다는 게 믿기지 않을 정도였어요. 내가 그 동안 남편에 대해 참 오해가 많았다는 것도 깨달

았고요. 아내 생각과 역할이 이렇게 중요하군요! 난 남편이 무능하다고만 생각 했었는데……. 원장님 정말 고마워요. 원장님 아니었으면 누구한테 이런 고민을 털어 놓으며, 이런 것을 듣고 배우겠어요?”

이렇게 빨리 변화가 오리라고 기대하지 않았기 때문에 전화를 받고선 어리둥절하기까지 했다.

그 후 이 분은 주위 사람들을 둘러보면 참 도와주고 싶은 사람이 많다며, 한 짐 사명을 떠안고 다닌다. 일부러 그런 부부를 집에 초대해서 은연 중 화제를 그리 돌려 나름대로 의식의 전환을 돕고 있기도 하고, 한익원에 사람들을 꽤 보내기도 하였다.

그래서 비전에 토대를 두고 있는 모든 고대 문화는 여성의 전수(傳授) 힘을 찬양하고 있다. 이집트, 그리스, 아라비아, 인도, 티베트, 그리고 중국은 모두 이러한 신앙을 공유한다.

여성은 관능의 구현체이며, 창조적인 잠재력의 보호자이다. 모든 인간은 여성의 여음상을 통하여 태어난다. 모든 남성은 성 접촉을 통하여 이러한 여성다움으로 다시 돌아가려고 애쓴다.

소크라테스는 디오티마로부터 사랑의 기술에 대한 가르침을 배웠다. 그녀는 그에게, 아름다움으로 먼저 열정을 자극하고, 관능으로부터 영적인 평원으로까지 고양시킬 수 있는 능력을 보여주어, 동반자의 아름다움을 강조했다.

그래서 탄트라에서도 말하기를, 여성의 전수 힘은 엄청나며 정신적인 자세에 토대를 둔다. 성행위 시에 능동적이고, 모든 성의 비밀을 여행함으로써 여성은 초월적인 힘을 자신의 연인에게 줄 수 있다.

최고의 샥티(shakti) 형태인 이 힘은 완전히 열린 직관, 즉 '지혜 에너지'의 직접적인 표현이며, 자발적이고 즐거우며, 모든 장벽을 무너뜨린다.

여성은 연인에게 확실하게 신비의 체험을 전수해야 한다. 성공은 순수한 자발성, 신뢰하고 더 높은 이상에 양보하는 능력, 그리고 연인에게 '무언가 특별한 것'을 주어야겠다는 열렬한 욕망에 의하여 좌우된다.

신뢰는 전수(傳授)의 의식에서 필수이다. 그리고 그것은 전수하는 연인에게 내재하는 선이다. 『성의 비밀』 닉 더글라스 저, 이의영 옮김, 하남 출판사, pp.174~176

2% 부족해요

몸 소통 문제를 상담했던 그 환자분이 오랜만에 한의원에 다시 찾아왔다. 아이 비염 때문이란다.

"요즘도 계속 좋으신가요?"

"예, 예전에 비하면 엄청난 발전이죠. 그런데도 욕심일까요? 2%가 부족한 것 같아요. 요사이 성도인술이나, 탄트라에 관한 책을 관심 있게 좀 봤어요. 거기에서 말 한 대로 에고(ego) 없어짐, 시간 없어짐의 단계까지 느껴 보고 싶은데, 아직도 남편이 매번 사정하는 쾌감에 집착하는 게 아쉬워요."

"아, 예 좋지요. 남편 분이 오셨으면 좋겠네요. 성도인술과 탄트라의 원리를 충분히 교육받고, 몸의 부조화의 측면도 있는지 살펴 볼 필요도 있고요."

"예, 그러면 좋겠지만, 남편은 오지 않을 거예요. 슬쩍 의중을 떠봤더니, 자신은 지금 아주 잘하고 있다고 갈 필요를 못 느낀대요. 거기에 대고 계속 채근하기도 그렇고……. 여자가 어떻게 리드 하는 법은 없을까요?"

"예, 물론 방법이 있지만 좀 조심스러운 것은 우선, 남편이 아주 열린 마음으로 부인의 말을 그대로 수용할 지가 걱정인데요. 남자들은 비교 당하는 것을 몹시 싫어하고 특히 성 능력에 대해서는 더욱 그렇습니다. 남자들의 유전자 속에는 야생의 세계에서 가장 강한 자가 모든 암컷을 차지하는 정글의 법칙이 들어와 있을 겁니다. 그래서 비교 당하면 엄청난 박탈감으로 분노할 수 있어요. 실제 여성들은 자신의 성 능력이 떨어지는 것 같다는 말을 가까운 사람과 얘기 하는 것에 많이 힘들어하지는 않지만, 남자들은 달라요. 자신이 조루라는 것을 가까운 사람에게도 좀체 말을 안 하죠. 엄청난 자존심이 걸려 있어서, 자신의 존재 전체를 무시당하는 느낌이 있거든요. 또 한 가지 걱정 되는 것은, 남성의 성 생리에 대해서 아무래도 여성이 잘 모르기 때문에 남성이 납득하도록 충분하게 이해를 시키기가 좀 어려울 수도 있습니다. 그러면 자신의 마음도 잘 모르고 하는 이야기로 생각해 아예 마음을 닫아 버릴 수도 있거든요. 아, 그리고 이전에 말씀 하실 때, 성교 중에 속도 뿐 아니라 남편의 발기력이 성교 중에 좀 떨어지는 현상을 '이 남자가 실제로는 나랑 별로 안 하고 싶구나.' 하고 느끼신다고 하셨죠? 그래서 '여보 당신은 열심히 하는 것처럼 보이지만, 얘는 그만 하고 싶대!' 그러셨잖아요. 그것도 오해입니다. 처음 삽입 시의 발기뿐 아니라, 남편이 성교 중에도 부인의 타이밍과 맞춰 보려고 노력하는 과정 중에 자연스럽게 생길 수 있는 현상이에요. 계속 강한 발기력을 유지하려고만 하면, 사정이 불가피하게 빨라지니까, 약간 자신의 흥분 정도를 조절하다

보면 보통 사람은 충분히 그럴 수 있어요. 남편 몸이 약해서 그럴 수도 있지만, 남편이 당신과 호흡을 맞추기 위해서 매우 노력하는 모습인 것입니다. 그럴 때 예전처럼 절대 그렇게 기죽이지 마시고요, 고마운 마음으로 그 리듬을 타셔야 합니다. 그리고 남편의 경우엔 먼저 사정에 대한 마인드를 전환하고 훈련하는 것이 우선이겠네요. 그리고 부인도 이를 적극 이해하고 도와주시고요. 그러고도 어려움에 봉착하면 또 상담합시다. 잘 되길 빕니다.”

한두 달쯤 후, 그 여자 분이 다시 찾아오셨다. 아이의 비염 경과에 대해서 상담을 끝내고, 긴히 드릴 말이 있다는 것이었다

“원장님, 해냈어요.”

“무슨 말씀인지?”

“어젯밤 역사를 이루었거든요!!!”

원장님 말 듣고 고민을 많이 하다가, 아주 조심스레 남편에게 얘기를 시작했어요. 제가 영업 활동 오랫동안 해 봤기 때문에, 남성들이 비교 당하는 것을 얼마나 크게 생각 하는지 잘 알거든요. 그래서 이 이야기 꺼내면 ‘어느 놈한테 그 딴 소릴 듣고 왔느냐? 정말 자존심 상한다.’ 할까 봐 걱정됐는데 의외로 열린 마음으로 잘 들어줘서 너무 고마웠고요. 제가 말하는 대로 잘 따라 주어서 드디어 어젯밤엔 1시간 동안 사정도 하지 않았고, 저는 오르가즘을 두 번이나 느꼈고요, 남편은 스스로 많이 놀라 하면서 너무 기뻐하는 거예요. 쾌감도 사정하지 않았는데도 좋다고 하고요.

스스로 이해가 안 된데요. 이런 차원이 있을 수 있다니! 처음 제가 이야기 할 때 그저 반신반의했는데 놀랍다고요. 다 원장님 덕분입니다. 히히 원장님, 저 좋은 학생이죠?"

"저도 무지 기쁩니다. 대단한 일을 해내셨네요! 그리고 그런 습관의 전환을 최소 일곱 번 이상만 연속적으로 해 보세요. 꼭 담배 중독자들이 담배 끊는 것처럼 연속적 성공이 중요합니다. 그래서 그것이 새로운 습관이 되면, 사정 하고 싶지 않을 거예요. 그것이 더 좋은걸 또 다른 차원에서 알게 될 겁니다. 사정의 짧은 쾌감은 너무도 큰 대가를 치르거든요. 그리고 명상 등 영혼의 정화를 위한 수련을 같이 시작해 보세요. 계속 그런 성생활을 즐기다 보면, 앞으로 그런 수련이 가깝게 느껴지실 것이고, 또 필요해집니다.

오르가즘을 통해 초월적인 힘의 세계, 무아의 세계, 신성의 세계를 일별(一瞥)하는 경험은 영속(永續)하는 삼매(三昧)의 세상을 그리워하게 할 겁니다. 우리가 모두 궁극적으로 가야 할 고향이니까요."

한국적 상황에서 이런 케이스는 흔치 않은 경우이다. 영민한 부인이 아주 훌륭히 잘 해낸 것이다. 그 남편도 열린 마음으로 부인을 믿어 준 보상을 앞으로도 맘껏 받으리라 생각한다.

감각훈련법을 권한다

먼저, 여러 남녀가 같이 있는 상황이라고 하면 더욱 좋은데, 모두 눈을 가리고 바로 앞 사람의 손을 터치한다. 이 손의 감촉을 면밀히 느끼며 "이 사람은 어떤 사람인가? 어떻게 살아왔으며, 어떤 교난이 있는 사람인가? 어떤 성격일까? 어떤 슬픔이 있는 사람인가? 어떤 힘이 있는 사람인가?" 이해해 보는 것이다. 손에는 그 사람의 일생이 다 담겨져 있다.

그리고 모두 자리를 섞어서 위치를 바꾼 다음, 다시 한 명씩 손을 면밀히 만져 나가면서 다시 그 사람을 찾아낸다.

과연 그대는 그 사람을 다시 찾아내었는가?

또 그대는 그 사람에게서 무엇을 발견하였는가?

이 경험은 우리에게 많은 것을 느끼게 해 준다. 우리가 머리에 집중하느라, 우리의 감각을 얼마나 잃고 살았는지 그리고 그 느낌에 집중할 때의 오묘한 파장이 우리를 얼마나 감동시키는지 말이다. 어떤 이는 손을 만지다가 울음을 터트리는 경우도 있다.

그래서 탄트라에서도 "감각 중에서 촉각은 다른 모든 것들에 고루 미치며, 그 안에는 마음의 본질이 있다. '마음의 들판' 은 촉각과 공존한다.”(차라카사미티) 라고 하였다.

이런 마음으로 파트너 서로에게 부드러운 마사지를 한다면 훌륭한 전희, 후희가 되는 것은 두말할 필요가 없으리라.

마사지 기술에 연연하지 말고 마음을 실어서만 한다면 최고의 마사지가 되는 것이다.

일주일에 하루는 마사지 하는 날로 정해보라.

예를 들어 매주 수요일이든지, 매주 금요일이든지 그날은 마사지 오일이나 간단히 베이비 로션을 사용해도 훌륭하다.

상황이 된다면 모두 벗은 채로 하면 더욱 좋다.

‘아사달, 아사녀의 흙 가슴만 남고 모든 쇠붙이는 가라.’ 는 시구처럼 태초의 순수한 자연으로 돌아가서 어떤 제약도 없이 어린아이처럼 장난치며 놀아 보라.

머릿속에서만 맴돌지 말고 꼭 한번 경험 해보라. 경험하고 느끼는 것만이 존재하는 삶이다. 머릿속에서만 생각하는 것은 소유의 삶이다. 살아 숨쉬는 존재만이 살아 있는 것이다. 소유는 죽은 삶이다.

별것 아닌 것 같지만 한번 경험해 보시면 엄청난 활력을 얻게 되리라. 그리고 그대가 오랜 세월 같이 살아온 그대의 파트너에 대해서 모르는 것이 너무 많았음을 깨닫게 해 준다. 우리 육체의 바깥 차원을 둘러싸고 있는 영기(靈氣)를 느낄 수 있기 때문이다.

죽어도 좋아 – 노인의 성(性)

요즘엔 몇 세부터 노인이라고 해야 할지 어렵다. 예전과는 달리 70세라고 해도 허리 굽은 분이 많지 않은 상황이니 말이다.

한동안 논란이 됐던 영화 <죽어도 좋아>를 비디오로 빌려 보았다. 70대 노 부부인 실존 인물이 출연해서 왕성한 성생활 등 삶의 모습을 진실하게 보여준, 신선하고 감동적인 영화였다.

성은 절대 젊은이들만의 전유물이 아니다. 우리가 "아이고! 그 나이에 무슨 주책이야!" 하고 무시한다는 것이 얼마나 무서운 오해라는 것을 알아야 한다. 죽어도 좋다고 표현할 만큼 그들의 권리를 강하게 웅변하고 있지 않은가 말이다.

영화 끝 부분에 노부부가 다정히 손을 잡고 다른 노인들도 모두 우리들처럼 살았으면 좋겠다고 한 장면은 다른 노인들에게도 큰 용기를 주었을 것으로 생각된다.

늘 사이좋게 한의원에 같이 오시는 단골 할머니들이 계시다. 그 분들은 진찰실에도 늘 같이 들어오는 것이 상례다. 그래서 대화 중간에도 거칠 것 없이 곧잘 끼어들어 대신 대답도 하곤 하는 재밌는 할머니들이다. 그냥 사는 얘기 넋두리 하는 재미로 한의원 오실 때가 더 많다. 그래서 그냥 나도 편하게 말벗이 되어 주곤 한다. 말벗이 되어 주는 것만으로도 그분껜 치료의 효과가 분명히 있는 것 같다.

"할머니, 다음에 다시 태어난다면 할아버지하고 다시 부부로 살고 싶으세요?"

"아니!"

갑작스러운 질문에 좀 시간을 두고 대답이 나올 줄 알았는데, 바로 단호하게 답이 나온다.

"그럼 다음엔 어떻게 태어나고 싶은데요?"

"담엔 이~쁜 여자로 태어나 맘껏 사랑받고 살고 싶어! 으이고, 내 팔자! 어쩌다가 우리 영감 같은 이를 만났는지…… 지금도 영감 할미 다정히 손잡고 다니는 것 보면 부러워 죽겠어! 사실 새끼들만 아니면 지금이라도 이혼하고 싶어."

"예? 이혼이요? 아니 그러면 자식 신경 안 써도 된다면, 이혼하고 또 다른 멋진 남자친구라도 사귀어보고 싶으세요?"

"고~럼! 당연하제. 이놈의 영감탱이는 평생 사랑해 줄 줄을 몰러. 내가 마흔 넘어서는 한 번도 사랑을 못 해봤다니깐! 남들은 칠십이 되도 사랑도 그렇게 잘 해준다고도 허더만…… 이 앞 번 아침에 테레비 못 봤어? 밤에 칠십 넘은 친정부모 방에 일 있어서 노크 없이 들어갔더니 아니 엄마 아부지가 사랑을 하고 있드라 잖아! 그니까 남자하기 나름이라니깐…… 우리 집 영감은 술

처 묵고 소리나 지르고 욕이나 할 줄 알지 뭐."

"나도 똑 같은 생각이여! 나도 마흔 넘어서는 한 번도 요로~고 안아 본 적이 없어. 애기 낳을 랑께 어쩌고 해서 잠자리 했제 뭐! 나도 지금도 키 크고 멋진 영감이 할멈 손잡고 가는걸 보면, 저 여자는 뭔 복이 저러고 있다냐, 한다니깐. 그런 남자하고 사랑 한 번 해보고 잡제! 자석새끼들 챙피한 게 이혼 안하고 살제. 나도 담엔 이쁜 여자로 다시 태어나 갖고 공부도 쫌 더 하고, 아~조 좋게 사랑 받으면서 살고자와! 원장님도 어짜든지 같이 있을 때 다정하게 사랑 많이 하고 살아!"

"인니! 우리 인지 찜질방에 갑시다. 아, 그리고 원장님은 <죽어도 좋아> 그 영화 한 번 봐! 그 영화 봐도 역시 남자 하기 나름인디. 이 놈의 영감탱이들이 사랑해 줄 줄을 몰라, 이것들이! 이것들이 말이여! 자! 인자 일어납시다, 언니."

'이것들이! 이것들이!' 라는 말이 긴 여운을 남기고 귓전에 계속 맴돌았다.

사실 이렇게까지 이야기가 나올 줄은 몰랐다. 69세, 67세 할머니들이 심지어 지금이라도 딴 남자랑 사랑을 해보고 싶다고 표현하는구나. 아! 역시 그분들에게도 우리와 똑같은 열망이 있구나. 예전부터 몸은 늙어도 마음은 똑같은 청춘이라더니.

이렇듯 노인들의 경우, 자기 관리에 따라 많은 차이가 생긴다. 꾸준히 몸과 맘의 건강관리를 한다면, 얼마든지 장년들 못지않게 성의 기쁨을 누리고, 더욱 건강해질 수 있다. 퇴직 후의 노인들이 그저 퇴물로 취급되고, 손자 보는 것 이외 아무 할 일도 없고, 아무 다른 욕구도 없다고 생각한다면 그건 무지 때문에 그들의 삶의 한계를 단정 지워서 가둬 버리는 일종의 폭력일 수도 있다.

이제 부모를 봉양한다는 우리 개념 속에 노인도 우리와 똑같이 성을 즐길 수 있는 능력이 있고, 그럴 권리가 존중되는 것이 중요하다는 생각의 전환을 하여야 한다. 오히려 노인의 삶에 있어서 성은 근원적 에너지의 고양을 일으켜 주어, 생명력 있고 활기차게 사는데 더욱 중요성이 크다는 것을 깨달아야 한다.

혹시 할머니 할아버지 방에서 아이들을 재우는 분들이 있다면, 가끔은 아이들을 할머니 할아버지 방에서 데려오길 바란다. 그들의 시간을 오붓이 가질 수 있게 말이다.

전에 만난 한 노인분의 이야기는 참으로 아름다우며 시사하는 바가 크다.

"난 아직도 우리 할멈과 매번 한 시간 반씩 섹스를 나누고 있어. 같이 손잡고 나가서 배드민턴 30분 같이 하고 샤워하고 나서, 30분정도 성생활하고, 그 후 30분은 마사지를 서로 해 주지. 참 좋아! 그리고 하루하루가 행복해! 죽는 날까지 이렇게 생활하고 싶어!"

방콕에서의 하룻밤

지금으로부터 10년 전, 가족과 함께 태국 여행을 갔던 적이 있었다. 노인 등 모두 15명 정도가 일행이 된 패키지 여행이었다. 가이드가 30대 초반의 노총각이었는데 여간 싹싹하고 유들유들한 게 이니어서 어르신들에게 인기가 좋았다 하루는 관광을 마치고 돌아오는 미니버스 안에서 노인 분들을 쳐다보며 약간 주저하는 말투로 "오늘밤 좀 야한 쇼가 있는데 구경 가실 분은 미리 말해 달라"고 했다. 한국에선 볼 수 없는 구경이라는 말에 노인 분들도 대부분 예약을 했다.

공연 장소는 조그마한 계단식 공연장 같은 곳이었고, 막상 가보니 우리와는 다른 한국팀이 이미 자리를 거의 차지하고 있어서 한국말이 왁자지껄하게 들려왔다. 시골 동네 계모임 같은 곳에서 온 30여 명의 할아버지 할머니들이셨다.

넉살 좋은 할아버지가 큰 소리로 친구를 부른다.

"어이! 김 영감, 이리 제일 앞자리로 와. 여기가 잘 보이잖아?"

옆에 앉아 계신 할머니 눈치를 좀 보더니 이내 김 영감님은 슬그머니 제일 앞자리로 내려갔는데, 문제는 둘째 계단 좌석에 계신 분이 김 영감 머리 때문에 잘 안보일 것 같다고 불평이다.

"워~따 ! 그래 알았네. 그럼 이렇게 하면 잘 보이겠나?" 하면서 친구 무릎에 기대서 옆으로 반쯤 눕는다.

이런 저런 소동으로 공연장은 한바탕 웃음소리와 더불어 분위기는 적당히 편안해지고 약간은 들뜨게 되었다. 중간 계단 좌석쯤에 앉아서 보는 공연 내용은 나에게도 많이 파격적인 것이었는데 태국인 남녀가 나와서 여러 가지 체위로 실제 성행위를 하는 것이었다. 이런 놀라운 공연이 시작되자 할아버지들 한마디 말도 없이 높은 집중력을 보이는데, 문제는 할머니 들이었다.

이런 충격적인 장면을 그냥 조용히 보고 있는 자신의 모습에 대해 사회적 평가가 신경 쓰였으리라. 한 할머니가 혀를 쯧쯧 차면서 "저 여자가 불쌍해~ 안 됐네!" 하니까 다른 두세 분의 할머니도 잠시 동조의 말을 표현하더니 이내 조용히 구경에 열중이다.

그런데 내 뒷좌석의 할머니는 유독 멈추지 않고 혀를 쯧쯧 쯧쯧 세게 차면서 계속 "에이고! 에이고!"하신다.

그래서 자연스럽게 뒤를 살짝 돌아다보게 되었는데, 이 할머니 '쯧쯧 쯧쯧 에이고, 쯧쯧 쯧쯧 에이고'를 무슨 타령의 후렴구 같이 웅얼거리먼서, 앞 사람 머리 때문에 잘 안보일 때마다 고개를 이리 돌리고 저리 돌리고 정신이 없으시더니, 그것도 귀찮으신지 이내 자리에서 일어나신다. 타령의 후렴구는 자신에 대한 사회적 비난을 계속 보호해주고 있다고 믿는 듯 주문처럼 중얼중

얼 외면서, 최고로 열중해서 여전히 고개를 돌려 가며 보고 계시는 할머니를 물끄러미 쳐다보는 내 입가에 미소가 번진다.

돌아와서 침대에 누워서 곰곰이 생각해 본다. 우리에게 성(性)이란 어떻게 인식되고 있는가? 우리의 성 문화는 어떤 과정으로 지금의 모습이 되었는가? 우리 삶의 가식(假飾)은 어떤 것인가? 당당하고 자연스러움은 어떤 것인가? 이런저런 상념으로 뒤척이다 방콕에서의 하룻밤은 또 흘러갔다.

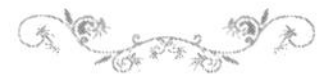

우리 모두 노익장(老益壯)이 될 수 있다

노익장(老益壯). 나이는 늙었으나 기운은 오히려 좋아진다는 뜻이다. 모두가 바라는 모습이리라.

어떤 조사에 의하면, 노인 사교클럽 주변 여관의 낮 손님 절반 정도가 노인 커플이라고 한다. 그 중에는 70세가 넘는 짝도 꽤 있다고 들었다. 그들의 숨길 수 없는 욕구와 열망의 한 지표이리라.

심리적으로 사회로부터 외면된 허전함으로 급속히 생명력을 잃기 쉬운 것이 노년의 마음이어서, 이들이 내심 진심으로 바라는 것은 자기 존재감의 확인이다. 나는 독신 노인들이 만년에 서로 자기 주체성을 당당히 표현하면서 짝을 맺는 것을 적극 찬성한다. 한 번뿐인 삶은 누구에게나 즐겨야 할 권리이고 축제이기 때문이다.

또한 노령화 돼 가는 우리 사회에서 노인 사회복지 정책에 있어서도 변화가 필요하다. 노인 시설에도 건강한 성을 위한 프로그램을 통해, 심리적 존재감을 확인할 수 있게 해주어 그들이 노익장(老益壯)으로서 이 사회에서도 역할을 할 수 있게 해 줘야 할 것이다.

도교에서는 성은 죽는 날까지 가능하고, 바람직 한 것으로 생각한다. 더 나아가 노인의 건강과 장수를 위한 양생법으로 훨씬 더 중요해지는 것으로 보고 있다. 물론 노인일수록, 사정하지 않는 섹스는 더욱 중요해진다.

성은 육체 뿐 아니라 가슴, 마음, 영혼이 함께 하는 기운의 황홀한 교류이다. 적당한 운동으로 근육의 힘을 어느 정도 유지하는 것도 중요하지만, 오랜 세월 같이한 길벗으로서, 몸은 좀 늙어 힘이 부족하더라도, 가슴과 영혼을 함께 하는 눈빛으로 사랑을 나눌 수 있디.오히려 젊은이의 섹스처럼 불꽃 같은 열정이 미수함을 수반하지 않고, 보다 더 세련되고 원숙하게 황홀한 섹스를 할 수 있다.

노인들의 경우, 성생활에 있어서 음액(陰液)의 부족을 검은 깨, 검은 콩 등의 음식이나 또는 적절한 한약으로 이미 쇠퇴하기 시작한 정수를 보완하기도 해야겠지만, 일상생활에서 하체의 운동이 특히 중요하다.

무리하지 않게 걷기나 가벼운 등산이 아주 좋으며, 서혜부, 골반 부위쪽, 무릎 안쪽의 마사지나 스트레칭도 아주 중요하다. 서혜부, 골반 부위 쪽에는 성기능과 직접 관련 되는 신경, 혈관, 임파선, 근육 등이 많기 때문이다. 이쪽에 분포하는 경혈 자리들이 있지만 일단은 신경 쓰지 말고 근육과 근육 사이, 뼈와 근육 사이는 거의 다 경혈 자리라 생각하고 만져 나가다 보면 유난히 아프거나 뭉친 곳이 발견 될 수 있다. 이런 곳은 호흡을 잠깐 멈추고 시계 방향으로 속도를 늦춰서 엄지손가락을 돌리면서 집중적으로 풀어 나가면 머지않아 부드러워진다.

그리고 다리를 넓게 벌리는 스트레칭, 다리를 쭉 펴고 앞으로 숙이는 스트레칭 등은 근력을 키우고 임파를 순환하는 데 아주 좋다. 다만, 갑자기 무리하지 말고 서서히 해 나가시길 바란다.

단전호흡이나 요가는 이런 동작을 쉽게 하기도 하고 그 자체로도 생명력을 충전하는데 좋은 방편이다.

노인이라고 위축되지 말고 성생활에 대한 자신감과 더불어, 오랫동안 이렇게 꾸준히 운동해주기만 해도 엄청 달라진 성기능을 느낄 수 있을 것이다

성생활에 좋은 스트레칭

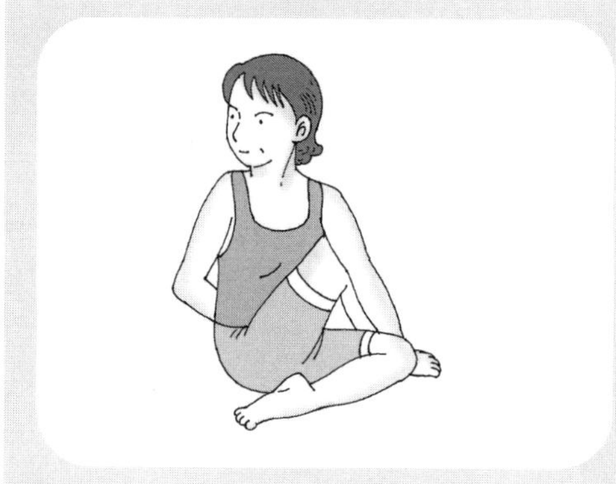

비틀기 자세

간, 담 경락에 특히 유용하고, 옆구리살 빼기에도 효과가 있으며, 성욕을 살리는데도 좋다.

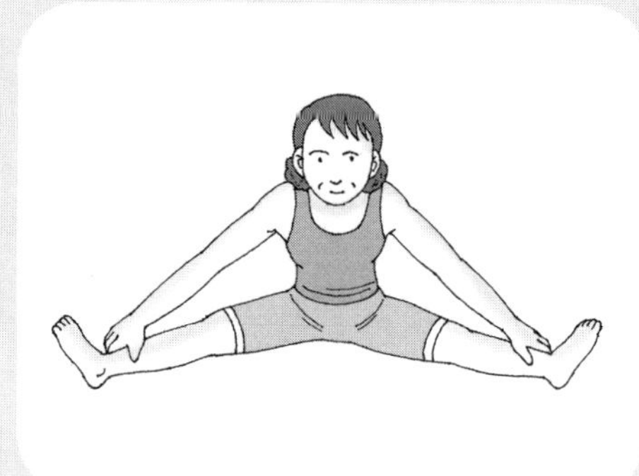

다리벌리기 자세

전신경락 등을 활성화시켜 주어 성 기관으로 가는 신경, 혈관, 임파 순환을 도와 조루, 발기부전에 효율적이다.

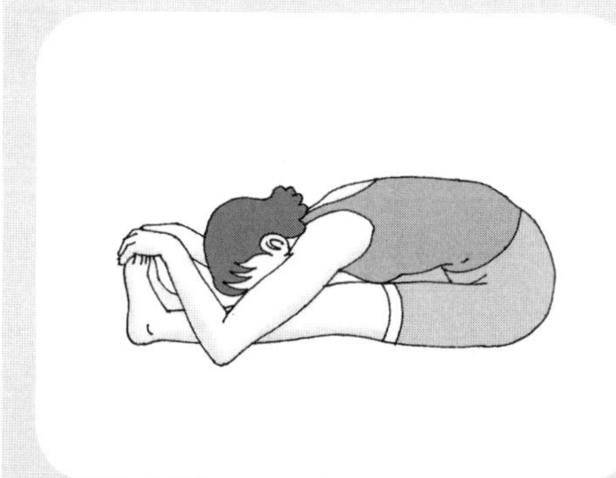

앞으로 구부리는 자세

신장 경락을 자극하여 쿤달리니 방출에 유용하며, 집중력과 지구력 향상에 효과적이다.

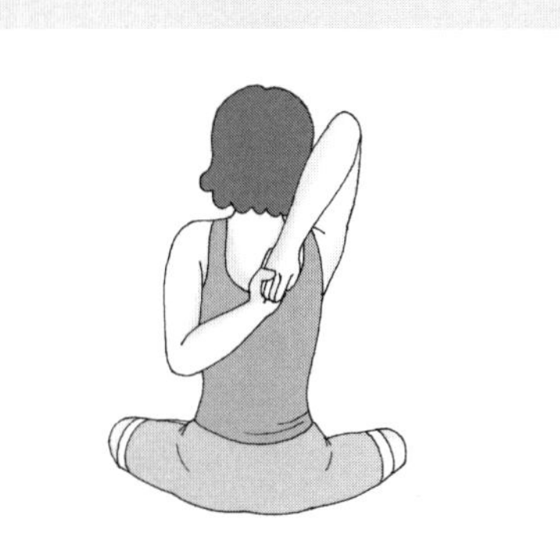

소머리 자세

심장을 강화하고 긴장을
효과적으로 푸는데 좋다.

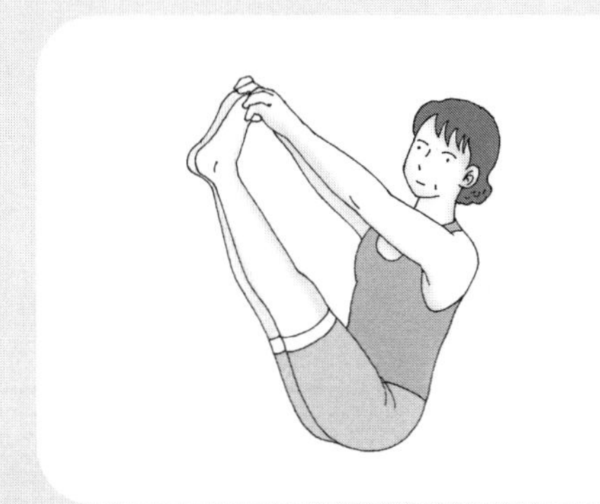

V 자세

단전에 기운을 모으고 자
율신경의 안정을 도와 집
중력을 키운다. 조루증상에
효과적이다.

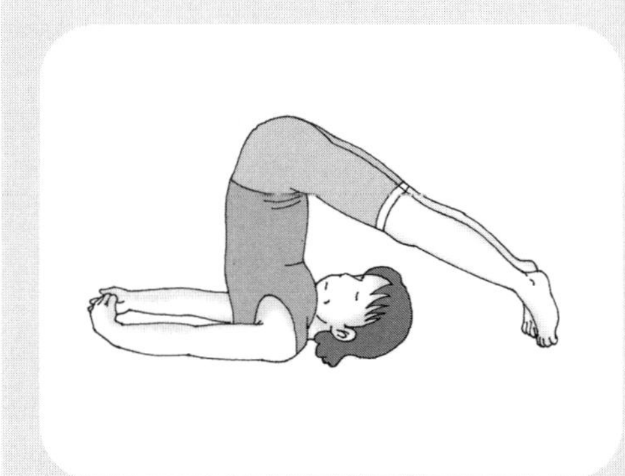

쟁기 자세

목과 어깨부위의 긴장을
푸는데 효과적이어서 맑은
정신으로 집중력을 높이는
데 좋다. 조루증상에 도움
이 되고, 피로회복, 노화방
지에도 좋다.

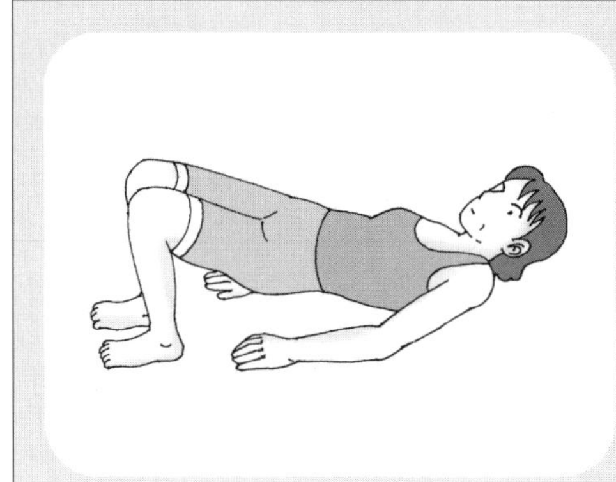

구름다리 자세

허리와 척추강화하여 비뇨 생식계통을 건강하게 하는 효과가 크다. 익숙해지면 탁 소리가 나게 엉덩이를 벌릴 수 있는데 천골을 자극하는 효과가 있어 더욱 좋다.

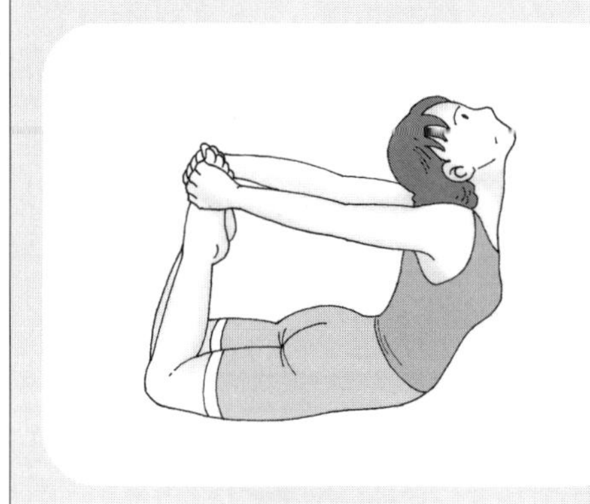

활 자세

심폐, 경락강화에 특히 유용하다. 성욕을 조화롭게 조절할 수 있고, 피로회복에 좋다.

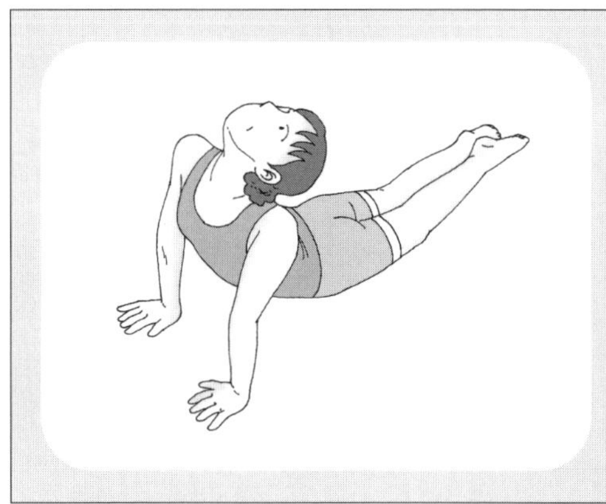

코브라 자세

비장, 위장, 신장, 방광 경락 등의 자극에 유용하여 의식의 확대를 돕고, 성적 감각을 일깨우는 효과가 있다.

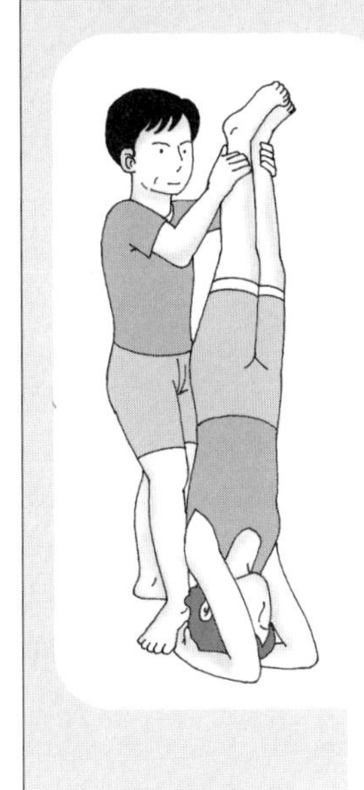

물구나무서기 자세

처음엔 보조자가 잡아 주
거나 벽에 기대어 시작하
는 것이 좋다.

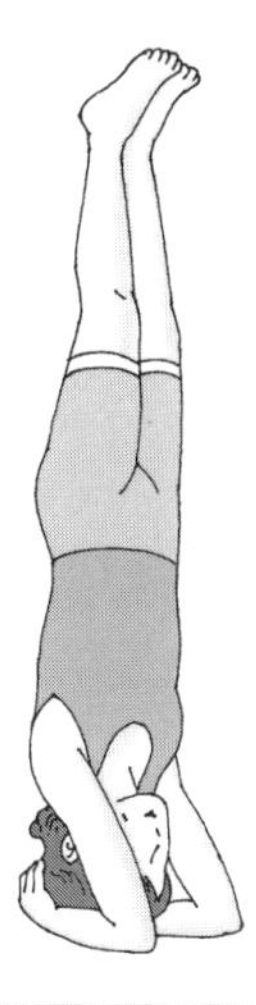

몸 전체 활력을 돕는다.
이때 호흡을 단전에 집
중하는 것이 중요하다.
특히 기억력, 집중력,
성기능회복, 노화방지
에 효과가 크다.

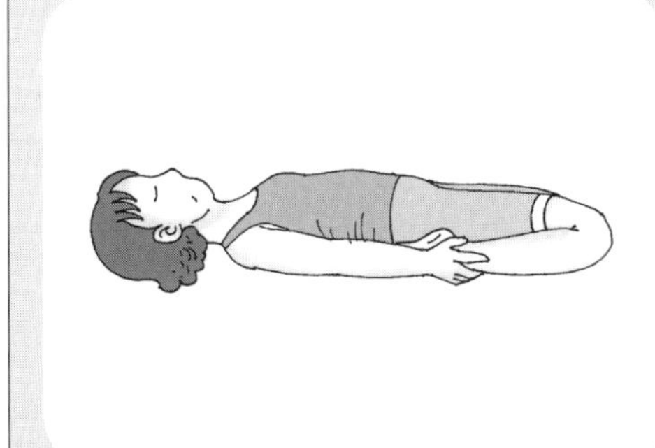

뒤로구부르기 자세

폐를 강화시키고, 혈액순환
을 촉진하여 성기능 회복
에 도움된다.

청소년의 성교육에 대한 나의 생각

　인터넷의 폭발적 확산 등으로 우리 사회는 성을 자극하는 매체의 홍수에 거의 휩싸여 있다. 이런 영향 탓으로 미혼모, 청소년의 성범죄 등 심각한 우려가 생겨나고 있다. 정부에서도 성매매 금지 특별법이라는 강력한 규제를 선포하기에 이르렀다. 사회 문화적으로는 규제 일변도보다는 현실에 맞는 근원적 성교육이 연구되어야 한다는 주장이 나오기도 한다. 맞는 말이다.

　근원적 성교육 프로그램 연구가 필요하다. 이젠 정보의 차단으로 그들의 눈을 가린다는 것은 시대착오적이다. 예전엔 성경책이 사제들만 소유할 수 있었던 때도 있었다고 한다. 그 때야 사제의 말이 곧 하나님 말씀의 권위를 만들어 냈지만, 지금은 아니다. 마찬가지로 성에 대해서 이젠 그들과 대화하여야 한다. 일방적으로 타이르는 것으로는 효과가 나기 어렵다. 절대 그들을 과소평가해서는 안된다.

　그러기 위해서 다양하게 성담론도 논의되어야 할 것이다. 청소년 성교육을 하신다는 목사님과의 대화를 통해서도, 이런 논의의 필요성에 같이 깊이 공감하였고, 우리 나라 성교육의 새로운

　이재형 원장의
성(聖)스러운 성(性)이야기

지평을 여는 용기를 보여주신 아우성의 구성애 선생님과의 대화에서도 절실히 고민했던 부분이다.

나는 청소년들에게 규제나 위험성만을 강조할 것이 아니라, 오히려 적극적으로 진정한 성의 기쁨과 아름다움을 교육하는 것이 더 적절한 대책이라고 보는 사람이다. 그러면 근본적으로 성폭력이나 강간 등을 예방할 수 있고, 이성의 소중함과 존중을 배울 수 있다고 생각한다.

강간은 성도인술이나 탄트라 섹스가 문화로 확고히 자리를 잡으면 거의 없어질 수 있다고 생각한다.

그 이유는 첫째, 사정으로 인한 일시적 쾌감이 목적이 아니고, 서로가 온 마음을 열어 상대와의 황홀한 합일을 만들고, 그로 인한 여성의 오르가즘의 파장에 공명하는 것이 목적인만큼, 상대가 싫어하는데 할 이유가 없어진다.

사정이 목표일 때는 상대가 싫다고 해도 억지로 삽입하여 내 사정을 통해서 60~70%의 욕구만족을 이룰 수도 있기 때문에 충동적으로 배설 욕구를 참기 힘들 땐 강간을 할 수 있다고 본다.

둘째, 보통의 섹스를 하는 사람들의 경우엔 남성들은 어느 시간이 지나면 다시 성욕이 올라오며, 이때 사정을 통하여 짜릿하게 배출을 못하면 몹시 견디기 힘들어하는 경향이 많다. 그래서 자위를 하거나 성매매를 하기도 한다. 이렇게 안달하다 보면, 충동적으로 강간의 욕구도 생길 수 있는 것이다.

반면, 성도인술이나 탄트라 섹스를 하는 사람들은 이런 욕구가 있을 때 훨씬 의연해진다. 왜냐하면 자신의 기운을 운용할 줄 알기 때문이다. 호흡이나 명상적 마인드로 이 성 에너지를 그대로 보존하면서 이 기운을 순환시킬 수 있게 되니, 마음의 평화와 생명력을 그대로 유지할 수 있는 것이다.

그런데 청소년들에게 이런 성도인술이나 탄트라 섹스를 어떻게 가르칠 것인가?

우선, 아주 어릴 때부터 성이 자연스럽다는 개념을 심어 주는 것이 최선의 방법이다. 쉬쉬 감추고 억압하는 분위기는 오히려 그들을 더욱 음침하게 호기심을 자극하고 왜곡된 성의식에 물들기 쉽게 하는 것이다

엄마 아빠의 자연스럽고 사랑스럽고 아름다운 성 행태를 보며 배우는 것이 우리 자녀들이다. 그래서 아이들 있는 곳에서도 부부의 자연스런 성 표현을 하는 것이 좋다.

이런 환경에서 자란 아이들이 나중에 훨씬 성에 대해 건강하다는 것은 이미 증명이 된 사실이다. 어떤 엄마는 중학생이 된 아들과 함께 아직도 같이 샤워를 하기도 하며 일부러 여성의 몸을 자연스럽게 보여주어, 여성의 몸을 탐욕의 대상, 정복의 대상으로서가 아니라, 한 인간으로서 이성의 몸을 대하게 교육시킨다고 한다. 용기 있는 훌륭한 교육이다.

탄트라에서는, 동양에서 어린이들이 삶의 초기에 성에 대해 배우고 성이 금기된 주제가 아니라고 보았다. 그래서 인간행위의 가장 자연스러운 것인 성행위는 비밀에 싸인 악으로 취급되어서

는 안 된다는 입장이다.

부모가 옷을 벗고 있는 것이 잘못 되었다고 생각하거나, 자위를 함으로써 느끼는 죄책감을 거의 표시하지 않는다면, 그 태도는 자녀에게도 그대로 반영된다. 성의 진실을 왜곡시키기 위해 조작된 이야기는 어린이를 혼란스럽게 하고, 죄책감을 느끼게 하고 더 나아가 신경증세를 일으키게도 한다. 어린이들은 위선을 꿰뚫어 볼 줄 알며, 다른 사람의 죄책감에 민감하기 때문에 그 영향을 받는다.

부모가 어떻게 성행위를 하는지 완전히 모르는 것보다는 어린이들은 성행위의 실제에 대해 차츰 접근해야 한다. 요란스럽게 노출을 할 필요는 없지만 성적인 분위기를 미묘하게 공유해야 한다. 그래서 어린이는 자연적으로 '그것이 무엇에 관한 것인가'라는 것을 알게 된다.

아내가 아이를 남편이 있는 침대로 데리고 가는 것과 심지어 성 행위 중에 아이에게 젖을 주는 것조차 자연스러운 행동이다. 친근하게 포옹할 때 어린이를 침실로 들어오게 해야 한다. 사랑의 분위기는 가장 건전한 것이기 때문이다.

성욕에 대한 바른 태도로 인해 인생은 보다 더 의미 있고, 즐거운 경험이고, 황홀 그 자체가 된다. 『성의비밀』, 닉 더글라스 저, 이의영 옮김, 하남출판사, pp.103~104

우리 청소년들에게 "성은 기쁘고 아름다운 것이고 그래서 성은 마음이 통하고 서로 사랑하는 사람과 기쁜 마음으로 서로를 배려하며 표현하는 종합예술이다."는 것을 교육하는 게 중요한 목표여야 한다.

일시적인 성 범죄율을 줄이는 것을 목표로 삼아서는 안 된다고 본다. 강압과 억제만으로 성범죄가 겉으로 줄었다고 하여도, 성의식에 대한 근원적인 변화 없이는 나중에 더 큰 문제를 또 만들지 모른다.

성에 대해 그들이 알려고 하는 것에 대해서 초조해 하고, 어떻게든 모르게 하고, 관심 갖지 못하게 하는 방법이 가능하다고 보는가? 오히려 적극적으로 성이 원리, 기쁨, 아름답게 상대를 배려하는 테크닉 등을 가르쳐야 한다. 그러면 자연스럽게 사랑의 소중함이라는 것도 알 것이고, 자신도 멋지고 평화롭고 아름다운 성을 만들려 할 것이다.

이런 아이들은 성폭력이나, 강간, 음침한 성 왜곡으로 인해 자신을 파괴하고 남에게도 상처를 주는 성 행태를 보이지는 않을 것이다.

무엇보다 우리 부모들이 가지고 있는 성의식부터 달라져야 한다. 어른들이 스스로의 섹스에 죄책감은 없는가? 더러운 것이지만 불가피하게 하는 음침한 그 어떤 것이 성이라고 혹시 생각하고 있지는 않은가? 돌아볼 일이다. 이런 부모의 생각으로는 아름다운 성을 아이에게 교육시키는 것은 어렵다고 본다.

성이란 도대체 무엇인가?

성에 대한 우리의 생각이나 개념 속에서 시대의 여러 이데올로기 등과 결합되어 제한적인 인식으로 고착화되어 있는 모습을 우리는 먼저 발견해야 한다.

우리 한의원 부원장이 이런 말을 한 적이 있다. 수염을 길러 보고 싶어서 한 3주 수염을 깎지 않고 기르는 중에 장인어른과 식사를 하게 되었다. 장인께서 어른 앞에서 그 무슨 예의 없는 짓이냐며 나무라셔서, 하는 수 없이 수염을 깎게 되었다는 것이다.

이 말을 듣고 난 이런 말을 했었다.

"참 이상하지, 불과 100년 전만 해도 수염을 깎고 다녔다면, 이런 호로자식(胡虜子息)이 어디 있냐며 난리가 났을 텐데 말이야. '신체발부 수지부모, 불감훼상이 효지시야(身體髮膚 不敢毀傷 孝之始也)'라 하면서 말이야. 심지어 내 목을 자를지언정, 내 머리칼은 자르지 않겠다고 호령하던 모습이 선비의 기상을 보여주는 명언이었는데 말이지."

우리의 역사 속에서만 해도 성에 대한 인식은 그 시대의 통치 원리에 따라 여러 가지 변화와 굴곡이 있었음을 알 수 있다. 고려

시대에는 조선시대보다는 오히려 훨씬 성에 대한 인식이 열려 있었다는 것은 많은 사람들이 이미 알고 있는 사실이다.

서양에서도 중세 기독교 영향 하에서는 여성이 자위하는 모습을 들키면 화형에 처했다. <풍속의 역사>나 <세계 풍속사> 등을 보면, 역사의 여러 시간과 공간 속에서 그 시간과 공간의 지배계급의 통제원리가 그 사회의 성 인식으로 만들어졌다는 여러 증거들이 나온다.

이런 시간과 공간의 제한성을 벗어나서, 성 그 자체의 본질을 이해하자면 결국 인간 본질에 대한 이해에까지 나아가야 하는 게 사실이다. 인간의 궁극적 본질과 연결된 성 이해의 연구와 실천, 수행에는 도가의 성도인술, 힌두교, 불교의 탄트라가 가장 잘 설명되어 있다고 나는 믿는다.

몸은 영혼의 전당이며, 우주의 축소판이다. 탄트라에서는 "어떠한 성전도 성스러운 몸을 능가할 수는 없다."고 말하고 있다.

서구의 전통에서는 사람의 영혼은 육체보다 더 소중하다는 사고방식을 가지고 있다. 사실 이것은 그다지 중요하지 않다. 억압받는 모든 것은 보편적으로 위기가 오면 허물어지고 말기 때문이다.

탄트라에서는 해방을 위해서 우리가 정신, 신체, 두뇌, 마음을 이용해야 한다고 가르치며 고양된 목적을 위하여 우리의 존재를 신성화시킴으로써 우리는 이것들을 하나의 통합체로 만들 수 있다.

개인의 성장은 버릇을 바꿈으로서 가속화 할 수 있는데, "나는 그것을 고칠 수 없어. 나는 항상 그것을 무의식적으로 한단 말이야.”라고 말하거나 생각한다면, 그것은 틀림없이 제일 먼저 고쳐야 할 버릇이다. 성행위의 버릇으로부터 탈피하는 훈련을 해야 한다. 성행위의 버릇이 가장 나쁘기 때문이다.

의식적으로 행하는 행위는 습관적이거나 무의식적인 행위보다 훨씬 강력한 힘을 가지고 있다. 그래서 탄트라식 방법에서는 완전한 변화를 요구하고 있는데, 성의 수수께끼에 대한 동양의 가르침은 다양성과 억압받지 않는 자발성의 필요를 지적하고 있다.

또한 자기의 점검이 발전적인 사랑의 행로에 필수인데, 오직 정직한 환경에서만 우리의 성장에 무의식적인 장애물이 제거될 수 있기 때문이다. 자아를 반영하기 위해서 우리의 의식을 내적으로 기울일 때 새로운 감각이 펼쳐진다.

진정한 사랑은 상대방에 대한 이기적인 환상의 투영에 있는 것이 아니다. 이것은 탄트라의 이상인 쾌적하고 자발적인 사랑을 할 수 있는 여지를 주지 않는 대신, 어떤 관계가 제한되었다면 그 연인끼리는 해결할 수 없는 갈등에 끌려 다니게 된다.

그리고 성별에 대한 개방된 자세로 모든 인간이 자연스런 양성적(兩性的) 존재임을 인정해야 한다. 부부는 성행위 시 인식의 폭을 넓게 가져야 하며, 모든 남성 안에 여성이 존재하고 모든 여성 안에 남성이 존재한다는 사실을 인식하면서 자연스럽게 성 역할을 바꾸어야 한다.

도가에서도 “신비한 성 실천을 할 때 역할 바꾸기의 중요성을 인식하는 것은 매우 중요하다.”라고 말하는데, 이것은 남성이 유순한 반면 여성은 공격적이어야 한다는 것을 의미하지는 않는다. 오히려 그것은 성 역할에 대한 선입견을 버리고 자발성을 인정해서 관계를 풍성히 하라는 것을 의미한다.

남성은 연인과 다른 여성들 그리고 자신 속에 존재하는 음(陰)의 원칙을 존경해야 한다. 이와 마찬가지로 여성은 자신의 특성을 잘 인식하고, 그것들을 구체화시키도록 노력해야 한다.

여성은 또한 유일한 창조적 힘 즉 샥티(shakti)의 양쪽을 만족시키는데 도움을 주면서 연인 안에 존재하는 ‘내부 여성’과 관계하려고 노력해야 한다. 남성이 자발적으로 연인을 칭고 샥티의 구현이라고 생각할 때, 창조적 여신인 그녀는 순수한 신념과 헌신, 즉 박티(bhakti)로서 응답한다.

여성은 남성을 사랑의 신비로 이끄는 고귀한 성녀(聖女)이자 전수자(傳授者)로 탈바꿈한다. 남성은 그때 여성의 주인이자, 애인의 모습을 나타낸다.

대부분의 전통적인 비전은 인간의 정신에서 유전된 거대한 힘에 대해서 언급하고 있다.

탄트라에서는 이 힘을 ‘내부의 여성’ 또는 ‘쿤달리니 샥티’라고 지칭하는데 똬리를 튼 무서운 뱀과 관련이 있다. 보통 보이지 않는 이 힘은 창조적으로 혹은 파괴적으로 또는 긍정적으로 혹은 부정적으로 작용할 수 있다.

성 접촉은 특히 내재하는 쿤달리니를 자극하고 일깨우기 쉽다.

연인들은 때때로 성행위를 하는 동안 생명에너지가 자연스럽게 일치되어 자발적으로 쿤달리니를 일깨우는데 필요한 조건을 연출해 낼 수도 있다.

깊은 호흡, 성기 부위의 운동, 생명호흡의 합체와 교환, 끙끙거리는 소리, 그 밖에 다른 소리(음. 아. 우 등과 같은)가 뱀의 힘을 자극하는 요소이다.

일깨워진 쿤달리니가 일어나는 경험은 명백하다. 그것은 내적인 흥분으로 액체의 불처럼 느껴진다. 동시에 뜨겁고 차가우며 전기 같다. 마비를 일으키기도 하며, 모든 존재를 활짝 열어 놓으며, 가볍고 자유로우며, 숨을 옮기기도 한다. 때때로 쿤달리니를 일깨운다는 것은 두려운 경험일 수도 있다.

그러나 올바른 정신 자세를 갖고 있다면 에너지를 긍정적으로 보내는 것은 쉽다. 만일 쿤달리니가 자발적이고 즐거운 성행위를 통해서 일깨워졌다면, 그것은 부부에게 영혼의 극점을 탐구할 수 있는 커다란 기회를 제공할 것이다.

탄트라적 성행위를 하는 부부에게 있어서 쿤달리니는 기쁨과 해방을 안겨 주는 협조자이다.

그녀(쿤달리니)의 힘은 생물적인 본능을 초월의 욕구로 바꿔준다.

당신과 당신의 연인에게 내재한 쿤달리니를 심상(心象)하라.

그녀(쿤달리니)를 위로 여행을 통하여 조심스럽게, 그리고 사랑스럽게 인도하라.

그녀(쿤달리니)를 성기에서부터 머리의 왕관에 이르기까지 결합으로 인도하라. 그러면 당신의 심장은 시바(shiva)와 샥티(shakti)의 즐거운 에너지로 넘칠 것이다. 세상의 애착과 이중성으로부터 해방되어 기쁨이 커진다는 것을 심상(心象)하라. 『성의 비밀』

닉 더글라스 저, 이의영 옮김, 하남출판사, pp.174~176

이상이 탄트라에서 보는 성의 본질에 대한 표현을 간략히 줄여 본 것이다. 처음엔 생소하거나, 어려운 표현일 수도 있다. 하지만 탄트라 섹스를 하면서 생활하다 보면, 이 모든 구절구절이 살아 숨쉬는 운율로 들리며 아름답고도 정확하다는 것을 느끼게 된다. 성 에너지의 본질은 우리의 근원 창조 에너지이자 기쁨 에너지이고, 또 사랑 에너지로, 영성 에너지로 변형될 수 있는 보물이다. 우리가 보통 성의 세계를 초월해야 한다고 하는 것도, 성을 충분히 이해해야 초월할 수 있는 것이다. 성을 외면하는 것과 초월하는 것은 다른 차원이기 때문이다.

우리는 삶의 목표가 각자 다 다를 수 있다. 또 사람마다 근기와 능력이 다를 수도 있다. 우리의 목표가 큰 기쁨이든, 건강이든, 넘치고 가득 찬 사랑의 물결이든, 신성과 하나 되는 영성(靈性)이든, 나는 이 모든 경우에, 성의 본질의 이해와 성 에너지의 운용법을 익히는 것은 큰 도움이 되리라 확신한다.

밤이 무서운 여자

하루는 약간 검은 피부에 눈망울이 까맣고 곱게 생긴 여자 환자분이 친구의 소개로 한의원을 찾아 왔다.

실제 나이 40세보다는 젊어 보였지만, 만성 두통을 호소하였다. 매일 진통제를 달고 사는데 근본 치료가 안 되어 힘들다고 한다. 콩팥 경락의 문제로 보고 침 치료와 한약치료를 하였는데 탁월한 효과가 났다.

"원장님, 두통이 매일 있었는데 요즘 정말 살 것 같아요. 어제는 소개해 준 친구에게 전화해서 좋은데 알려줘서 고맙다고 했다니까요. 근데 그 친구가 원장님이 성 문제도 잘 치료하시니 네 성 문제도 상담해 보라 하데요."

"그래요, 그럼 고충을 말씀 해 보시죠."

"저는 사실 남편이 가까이 오는 것이 진짜 고역이거든요. 잠자리가 너무 하기 싫어요. 그래서 때론 돈 줄 테니 딴 데 가서 하고 오라고 말 한 적도 몇 번 있었어요. 우리 여동생은 잠자리하고 나면 시원하고 몸이 가벼워짐을 느껴서 다음날 아침 콧노래도 나오고 아침 밥상을 잘 차려주고 싶데요. 그런데 저는 오히려 잠자리 하고나면 그 다음날 머리도 아프고 몸이 무거워서 일어나기 싫으니까 밥상을 아예 못 차려 줘서 자기가 알아서 이것저것 대충 챙겨서 먹고 출근 할 때가 많아요. 글쎄! 오래 하지도 않는데……. 한 5분정도 그 정도인데 왜 이리 피곤한지?”

누가 봐도 애교도 많고 부족함이 없어 보이는 여성인데, 그런 고민을 안고 있다니 안타까운 마음이 밀려왔다. 실제로 한의원에 온 여성 환자들 중 20대 후반부터 50대까지 통틀어 60% 이상이 솔직히 성생활 안하는 것이 편하고 좋다고 솔직히 표현한다. 놀라운 이야기이다. 밤이 무서운 여자가 아주 많다는 것이다. 여기에는 몇 가지 이유기 있다.

첫째, 여성의 몸의 기능의 부조화 때문인데, 심한 변비, 자궁기능의 이상, 정신 심리적 장애 등 다양한 원인에 의한 것이 있다. 이는 한방치료를 통해서 치료가 되면 그 문제로 인한 장애는 해결이 되어진다.

둘째, 부부가 몸의 소통이 잘 안될 때이다. 여성이 성적 흥분을 시작하면, 먼저 하복강을 비롯하여 성기 부위 쪽으로 기혈이 집중되고, 계속적으로 감각이 고조되면, 더 이상 참을 수 없을 것 같은 극점에 다다르고, 그렇게 되면 극즉반(極則反)의 원리로 폭발적인 환희를 느끼게 되고, 기혈은 흐름의 방향을 바꿔 온몸으로 퍼져 나가게 된다. 이때, 어떤 것과도 비교될 수 없는 평화와 이완이 오게 된다. 문제는 이런 과정에 다다르기 전에, 남성의 사정으로 인해서 갑작스럽게 흐름이 끊겨지고, 기혈은 하복강에 그대로 울체한 채 머물러 있게 되는 것이다. 그러면 대체적으로 아랫배가 묵직하고 찌뿌듯하고, 가끔 머리도 맑지 않은 느낌, 피곤함을 느끼게 된다.

이런 설명을 듣더니, "아! 그렇군요! 이해가 확실히 되네요." 하고 고개를 끄덕거린다. 그러더니 맘이 더욱 열려 가정사 애환까지 넋두리를 한다.

"사실은요, 작년에 제가 많이 힘들었어요. 자살 생각까지 했을 정도였거든요. 우리 아저씨가 바람피우는 것 같다고, 친한 친구가 귀띔을 하더라고요. 전 처음엔 우리 아저씨 그럴 위인이 못된다고 부인했지요. 원체 착한 사람이었으니까요. 그런데 점점 저에게도 직감적 신호가 느껴져서, 제가 현장을 확인하기까지 이르렀어요. 정말 미치기 일보 직전까지 갔지만 남편이 무릎 꿇고 싹싹 빌어서 용서하고 지금은 좀 내 맘도 차분해졌어요. 생각해 보니 나도 자기 욕구를 충분히 못 받아 준 것도 잘 한 것 같지도 않고 해서요. 어떻게 달라질 수 있을까요?"

"그럼요, 부부가 같이 오셔서 이런 원리에 대한 이해와 몸의 울체 등을 같이 풀면 몸과 마음 모두 많이 건강해지실 겁니다. 몸과 마음의 온전한 소통으로 오르가즘을 느끼면, 신체 생리 산물이 엄청나게 활성화 되는데, 이를 어느 제약회사 사장님이 계산해 보니 20억 원 정도의 값을 매길 수 있다고 하시더군요. 잘하면 어느 정도의 효과가 나는지 좀 이해 가시나요?"

“그래요? 근데 그러면 이 작자한테 그동안 못 받은 20억 달라고 해야겠구먼!”

“아니, 그리 생각지 말고, 이제부터 계속 20억씩 번다고 긍정적인 생각하세요.”

며칠 후, 이 여성이 쭈뼛거리는 남편을 데리고 진찰실에 들어왔다. 남편은 키가 훤칠한 호남형의 남자였다. 나이는 44세. 다만 복부 비만이 꽤 있고 얼굴이 불콰하게 붉은 빛이 돌고, 호흡이 약간 빠른 스타일이었다. 눈이 잘 충혈되고 아침에 많이 피곤하고, 복부비만을 고치고 싶다고 말을 했다. 성생활이야기는 별로 밀하고 싶지 않은 눈치이다. 아내가 말을 슬그머니 꺼내니까 싫은 눈빛으로 쏘아본다. 그래서 일단 본인이 호소하는 부분을 진찰하여 침 치료와 한약을 복용하기로 했다. 그리고 꼭 1주일에 세 번은 침 시술 받으러 와야 한다고 강조했다.

남편은 열심히 내원해 침 치료를 빠지지 않고 받았다. 어느 날 침 치료 후 부인의 상태와 원인을 설명 해주고, 남편은 강한 동기부여가 필요 할 것 같으니 내가 하자는 대로 2~3개월 따라 하면 성생활을 두 시간 이상 할 수 있다고 말해 주었다.

“예? 두 시간이요?그게 가능한 이야기입니까?”

“그럼요. 더 중요한 것은 선생님의 건강과 즐거움 뿐 아니라 부인의 건강과 즐거움까지 좋아 질 수 있지요.”

“좋습니다. 그럼 한 번 해보겠습니다.”

“침 치료 받으실 때마다 끝나고 저랑 상담하도록 하지요. 그럼."

치료 2주쯤 후부터 눈 충혈이 없어지고 피곤이 덜 하며, 복부 비만이 놀라 보게 빠지고 활력이 생기기 시작했다. 본인도 스스로의 변화에 자신감을 갖고 적극적으로 임했다.

이런 환자의 경우는 복부 쪽으로 기혈이 너무 많이 몰려 나른해져 있고, 성기능 쪽으로는 기혈이 상대적으로 눌려 있는 경우이다. 쉽게 비유하자면 너무 배 불리 먹고 나면 성욕의 기력이 약해지고, 성욕도 떨어지듯이, 복부비만으로 복부에 늘기력이 느른하게 몰려 있어, 기력이 집중이 안 되고 사정을 조절하는 것이 귀찮은 일이 되고 말아, 금방 사정하고 마는 것이다.

이럴 땐 과식을 삼가고 복부비만으로 인한 기혈 울체를 해결하는 것이 먼저 필요하다. 예로부터 플레이보이들이 상대 여자를 유혹 할 때 그날 밤 식사를 많이 하지 않는다는 말이 있는데, 일리 있다. 오행으로 말하자면 토극수(土剋水)의 원리이다.

복부비만이 몰라보게 좋아지면서부터 성생활에 변화가 나타나기 시작했다. 나른하게 잠자고 있던 자신의 성 에너지가 깨워지면서 발기력도 좋아지고 시간도 길어지기 시작했다. 맑은 정신으로 집중할 수 있었기 때문이다. 이 때부터 접이불루(接而不漏) 즉, 사정을 하지 않는 성행위의 의미를 이해시키니 이제야 제대로 이해해 나갔다. 전에는 내 기력이 나른하여 다 귀찮으니까 그저 사정의 쾌감 이외에는 다른 것은 보이지도 않았던 것이다.

그 후 운동도 꾸준히 한다고 했다. 헬스를 30분씩 날마다 한다는 것이었다.

좀 진도가 늦는 듯 했지만 꾸준히 한 결과 넉 달 반 만에 사정하지도 않고 부인과 너무 즐거운 생활을 오래 즐긴다고 고마워했다. 이젠 앞으로의 진도는 스스로 알아서 하라 하고, 치료를 끝내기로 했다.

사업도 예전보다 훨씬 활기차게 한다고 미소를 보이며, 요샌 부인이 머리 아프다는 말이 없어졌고 아침도 너무 잘 차려 준다고 활짝 웃었다.

여보, 힘들지? 이리 와! 젖 줄게

섹스리스 부부에 대한 내용을 소개한 TV 프로그램이 있었다. 어느 30대 회사원이 고개를 숙이고 계속 손을 불안스럽게 만지작거리면서, 회사에서 생존하고 성공하기 위해서 엄청난 스트레스를 받고 있다고 말한다. 그 때문인지 부부관계가 힘들어지고, 그것이 오래 되다 보니 큰 갈등의 씨앗이 되고 있다고 말했다. 또 의무방어전을 시도했다가 발기가 안돼 실패한 이후 더욱 두려워져 계속 섹스리스로 불안하게 살아가고 있다고 고백하는 장면이 있었다.

조사에 의하면 성에 대한 불만은 여성이 더 높고, 그로 인한 고통은 남성이 더 큰 것으로 나타났다. 여성이 불행하다고 느낀다면, 남성은 열등감을 강하게 느낀다. 그래서 성생활에 자신감이 없어지면 남성들은 삶의 전반에 걸쳐 큰 열등감에 파묻히게 되는 경우가 많다. 이런 심리는 <화성에서 온 남자, 금성에서 온 여자>라는 책에서도 잘 언급이 돼 있다.

이 회사원의 경우처럼 잘해 주고 싶은 의무감으로 관계를 가지려 할 때 오히려 더 잘 안되는 것이 남성의 성 생리이다. 이것을 여성들이 잘 모르는 경우가 많아서 상황이 더 악화되는 수가 많다.

자신을 사랑하지 않는다는 증거로, 자신에게 매력을 못 느끼는 증거로 이를 단순히 받아들이는 경우가 많고, 여성 스스로 마음에 상처를 입는다. 그러니 마음이 더 안 열려지고 상대가 미워지니까 악순환의 고리는 계속 증폭되는 것이다.

남성의 발기는 오히려 모든 부담에서 해방되고 이완될 때 잘 되는 특징이 있다. 우리의 자율 신경에는 교감신경과 부교감신경이라는 것이 있다. 긴장하고 강한 의욕을 가질 때 항진되는 교간신경이 아니라, 이완되고 부담을 덜고 편안할 때 항진되는 부교감신경이 발기에 영향 미치는 신경인 것이다.

이럴 땐, 여성들이여! 남자들의 긴장을 녹여주는 좋은 처방이 바로 그대 안에 존재한다는 사실을 명심하라.

일단 그들의 몸과 마음의 노고를 진심으로 어루만져 주는 것이 중요하다. 그들의 어깨를 주물러 주면서 "여보 오늘 하루도 너무 고생했지요? 난 당신이 있어서 늘 고맙고~ 좋아요~."라고 다정하게 얘기해 준다면 남성들은 의외로 이런 아내의 태도에 온갖 피로가 녹아나면서 활력이 생기게 된다.

그렇게 지친 남편을 진심으로 안쓰럽게 생각하고, 그들에게 생명력을 주고 싶은 마음이 진심으로 많이 있다면, 또 더 효과가 강력한 방법이 있다.

남편을 아이처럼 무릎에 눕히고 아이에게 젖을 먹이듯이 사랑스러운 마음으로 젖을 먹이는 일이다. 그러면서 자장가를 불러주고 그대로 잠들게 해도 좋다. 많은 여성분들에게 권유해 보았는데 아주 효과가 좋았다.

다만 이땐 성관계와 연결하는 의도는 나타내지 않아야 한다. 자칫 잘못하면 여자가 섹스하고 싶어 작전 쓰는 걸로 오해할 수 있기 때문이다. 그러면 다시 남자가 부담과 긴장의 늪으로 빠져들 수도 있음을 염려하는 것이다.

남자는 아이처럼 단순한 측면이 많다. 최진실을 깜찍한 이미지로 일약 뜨게 한 유명한 광고 카피 기억하시라!

"남자는 ~ 여자 하기 나름이라니깐요~"

여성의 원형(archtype)

여성에겐 3가지 원형(原型)이 있다고 한다. 모성원형, 매춘부원형, 강간원형이 그것인데, 원형이란 무의식의 차원에서 우리에게 영향을 미치는 심리 및 감정의 패턴이다. 다시 말해서 원형은 잠재의식 속에서 우리 모두가 공유하고 있는 생각의 패턴을 말한다. 여성 스스로도 자신의 성 정체성을 이해하는 것도 필요하고, 특히 남성들이 여성을 이해하는데 상당히 중요한 개념이 된다.

의외로 많은 여성들의 불만을 들어보면, 부부생활을 하면서 내가 이거 뭐 매춘부나 뭐 다를 것 있나 하는 의구심이 든다는 것이었다. 남편이 술 먹고 와서 일방적으로 덮친다든가, 내심 충분히 동의하지 않은 섹스에서도 내가 왜 이러고 있나 생각하면서도 남편이 주는 경제적 안정과 가정 울타리가 깨트려지는 것이 두려워서 그저 그 대가로 자신이 성행위를 받아 주고 있다는 느낌을 갖는다고 고백한다. 이것이 일종의 매춘부 원형이다.

또 강간에 대한 의식적, 무의식적 두려움이 있는데 어떤 이는 여성의 고도비만 중에 일부의 경우 강간을 피해보고자 하는 심리적 욕구가 작용하는 경우가 많다고 본다. 미국의 경우 캠퍼스 강간이 많은 실정이고 그래서 이 공포로부터 벗어나기 위해서 스스로를 의식적, 무의식적으로 고도비만을 만들었다고 술회하는 여대생의 이야기를 들은 적 있다. 우리 나라에서도 이런 경우를 여러 번 비만 치료하다가 듣게 되었다. 너무 싫은 남자가 거의 스토킹 수준으로 따라다니니까, 이 공포로부터 벗어나기 위해 자신을 성적매력이 없게 만들기 위해 비만하게 되었고 그래서 마음이 많이 편해졌었다고 이야기 하는 것이다.

부인이 원치 않을 때, 억지로 성행위를 하는 것을 여성 단체에서 일종의 강간으로 규정하는 것도 여성에게 깊은 무의식 속에 강간에 대한 공포가 있음을 우리는 이해해야 한다.

모성원형이란 우리가 보통 말하는 여성의 모성애가 뿌리 깊게 모성원형으로 자리하고 있다고 이해 할 수 있는 것이니, 그래서 다른 사람들의 눈엔 엉뚱해 보일지라도 여성들의 모성애를 자극하는 어떤 사람, 어떤 상황에 여성들이 끌려가는 이유인 것이다.

또 자식이 스스로 책임질 수 있는 나이가 되어도 어머니는 자신을 희생해서라도 자식의 요구를 들어주려고 한다. 이처럼 걱정으로 일관하는 모성원형은 사회의 찬사를 받지만 정작 여성 본인에게는 해로운 인습이 되는 경우가 많다.

이렇듯 남성은 남성대로, 여성은 여성대로 여리고 취약한 공포가 마음속 깊은 곳에 자리잡고 있으니, 서로의 두려움과 여린 부분을 충분히 이해하고 어루만져 주고 감싸준다면 더욱 아름다운 합일을 이룰 수 있으리라.

여성의 성감대에 대한 지식

여성의 성감대는 거의 전신이라고 해도 과언이 아닐 정도로 전체적인 특징이 있다.

여성의 오르가즘이 자신의 모든 것을 수용하고 내던져, 헌신하는 모습으로 나타나는 것과도 연결되는 생리인 것이다. 그리고 마음이 먼저 열려야 몸이 열리는 특징이 강하기 때문에 그 사람의 마음의 소통이 제일 큰 성감대라는 것을 남성들은 반드시 명심해야 한다. 그래서 최고의 성감대가 '뇌'라고 표현하기도 한다. 성행위 전에 충분한 마음의 소통이 중요한 전희인 것이다.

여성에겐 클리토리스 오르가즘과 G-SPOT 오르가즘, 질 오르가즘이 있다. 이 오르가즘들이 순차적으로 연결되어 발현되는 경우가 많은데 모두 다 그런 것은 아니고, 두 가지 이상의 오르가즘이 동시에 나타나기도 한다.

먼저 클리토리스를 살펴보자.

여성에게 성감만을 위해서 존재한다고 생각되는 곳이다. 남성의 귀두 부위와 발생학적으로 같은 곳이어서 여성이 흥분하면 남성이 발기하듯이 팽창하여 커지고 흥분의 초기단계에서 제일 중요한 역할을 한다. 그래서 대개 전희단계에서 부드러운 손길로 애무하거나 또는 혀를 사용하여 부드럽게 자극하는 것이 여성에겐 자극을 고조시키는데 중요한 포인트이다.

그리고 삽입 성교 중에도 이 클리토리스 자극은 남성의 치골을 활용하여 효과적으로 자극 할 수 있다. 치골을 여성의 클리토리스부위에 압박하여 눌러 주고 또는 자기 몸으로 진동을 주어서 오르가즘을 고조시킬 수 있는 것이다.

그런데 더러 이 압박에 몹시 아파하는 여성이 있는데 여성의 골반 부위의 기혈응체가 심한 경우이다. 이때는 치골 부위나, 아랫배에서 골반으로 연결되는 부위, 서혜부 부위의 마사지가 이를 해결하는데 중요해진다. 이런 지속적 마사지로도 풀리지 않을 때는 한의원 치료가 필요하다.

그 다음 G-SPOT에 대해 알아보자.

G-SPOT은 발견자인 독일의 산부인과 의사 그라펜베르크(Grafenberg)이름의 첫머리 글자를 따서 붙여진 이름인데, 질 내부 윗벽의 3cm 정도에 위치한 성감대이다. 남성의 전립선과 대응되는 기관이다. 그러나 이것을 느끼는 여성이 있고, 느끼지 못하는 여성이 있어서 논란이 되기도 한다. G-SPOT이 여성이 흥분되지 않았을 때는 찾기가 곤란한 점이 있어서 더욱 그런 것 같다.

남성이 삽입 성교 중에 음경이 뜨겁게 적셔지는 느낌을 받는

다든지 사정하지 않았는데 남성 자신이 사정하고 있나 하는 느낌을 받기도 한다. 또 섹스 후에 보면 침대 시트가 마치 방뇨를 한 것처럼 흥건히 적셔져 있을 때도 많다.

그런데 여성은 G-SPOT의 자극이 커질 때 본인이 소변을 보는 것이라 착각하여 불안해하는 경우가 있는데, 그것은 소변이 아니고 강력한 쾌감의 분출인 것이니 안심해야 한다.

G-SPOT의 자극은 남성의 음경의 각도가 중요하다. 자신의 발기각도와 체위를 잘 조합하면 오르가즘에 이르게 하는 데 도움이 될 것이다. 자신의 발기각도가 아주 좋다면 남성 상위에서도 얕은 삽입으로 G-SPOT을 자극할 수 있지만, 대개는 남성 상위보다는 후배위나, 여성상위가 G-SPOT를 자극하는데 좋은 체위이다. 또는 남성이 무릎 꿇은 자세에서 얕은 삽입으로 각도를 상방으로 할 때 잘 자극이 되고 3~5분 정도의 지속적 자극이 필요하다.

그러나 이 G-SPOT이 나의 파트너에게 있느냐 없느냐, 여성을 사정 시켰느냐 아니냐에 너무 강하게 집착하면 오히려 온전한 성생활을 해칠 수 있다.

다음 질 오르가즘이 있는데, 사실 질에서는 앞부분에 신경이 많이 분포되어 있다. 클리토리스 오르가즘이나, G-SPOT 오르가즘에서 강도 높게 쾌감을 느끼지만, 흥분이 더욱 고조되면 온 몸으로 퍼지는 좀 더 근원적 합일감의 오르가즘에 대한 욕구가 일

어 더욱 깊은 삽입을 강렬히 원하게 된다. 이때 종종 여성 자신
도 모르게 리드미컬한 자궁 수축이 동반되어 남성의 음경을 꽉
죄었다 놓았다 하는 듯이 불수의적인 운동이 나타난다.

이 때 남성은 수백 개의 흡착판이 자신을 황홀하게 빨아 들이
는 듯, 수백 개의 솔기가 부드럽게 자신을 쓸어 주는 듯한 느낌
으로 이 황홀감을 표현한다.

여성의 경우 이때의 오르가즘의 표현은 국소적인 날카로운 느
낌보다는 전체에 퍼지는 합일감과 충일감의 표현이 더 많다. 좀
더 영적인 합일과 연결되는 순간인 것이다.

이런 오르가즘까지 여성이 이를 수 있도록 남성이 도우려면
이런 지식을 바탕으로, 자신의 사정을 자유자재로 조절하여 충
분한 시간동안 합일의 리듬을 탈 수 있도록 해야 한다.

남성의 성감대

　남성의 성감대는 여성에 비하면 상대적으로 좀 더 국소적인 것이 일반적이다. 그러나 남성의 경우도 현대 사회의 많은 스트레스 상황에 노출되어 있어서 스트레스로 인한 긴장을 완화하는 것이 성감대를 회복하는데 우선이다. 그래서 남성의 부담을 덜어 주는 말 한마디, 행동 하나가 성 능력을 키우는 데 놀랍도록 큰 효과가 있다.

　오래 전에 50대 중반의 아주머니가 남편이 기가 허해진 것 같다고 보약을 지어 달라고 내원하였다. 대개 이런 경우는 남편의 성 능력의 약화를 기가 허해졌다고 표현하는 경우가 많다.

　몇 마디 이야기를 나누고 부인에게 나가서 기다리도록 하였다. 그리고 남편하고만 자리를 함께 해서 남자끼리니 편하게 솔직하게 이야기 해보자고 하였더니 자신의 이야기를 터놓고 하기 시작했다.

　남자는 체격이 건장한 50대의 고속버스 운전기사였고, 40대에 겪은 일 이후로 성생활이 안 된다고 하였다. 시외로 멀리 가면 그 곳에서 자고 와야 하는 일이 많았는데, 그 당시에는 안내양이 있었던 시절이었다고 한다. 그 중 성 개념이 자유로운 안내양이 있었던 모양이다. 타지에서의 외로움을 달래기 위해서 이 안내양과 술도 한 잔 하고 잠자리까지 같이 하게 되었단다.

그런데 문제는 너무 잘해 보려 한 부담과, 젊은 여자와의 새로운 관계에 대한 흥분으로 그만 너무 빨리 사정을 하고 말았고, 이 때 이 안내양이 "에게! 이게 뭐예요. 다 끝난 거예요?" 해서 이 아저씨 "처음이라 그런 거야." 했더니 "처음일 때지만 박 기사님도 안 그러고, 김 기사님도 안 그러던데요. 기사님이 제일 약한 것 같아요!" 하면서 옷 챙겨 입고 휑하게 나가 버리더라는 것이었다.

그날 이후 비교당하면서 모멸감을 받았던 그 기억에서 벗어나기가 힘들었고, 이젠 아내와의 잠자리에서도 발기조차 안 되게 되었던 것이다.

그래서 심리적 이완을 주면서 성기능에 활력을 줄 수 있는 침 치료와 한약을 처방하여 주었었다. 그 다음에 내원하지 않아서 결과는 잘 알 수 없지만, 지금 같으면 적절한 심리 치료 도구를 활용했었다면 더욱 좋았으리라 아쉬움이 남는다. 그땐 그런 도구를 내가 아직 익히지 못 했을 때였다. 이럴 땐 시간선(TIME LINE)이라는 심리적 치료법이 부정적 사건으로 인한 제약적 신념(制約的 信念)을 극복하는 데 큰 도움이 되는 데 말이다.

그때 그 사건은 그것으로 끝나는 것이고, 거기서 내가 얻어야 할 교훈만 인식했더라면 이 상황이 자신의 신념을 이렇게 제약하지 않고 극복하는데 큰 도움이 되었으리라. 최근에는 이런 심리적 치료법을 한방치료와 겸해서 훨씬 효과적인 결과가 나오는 것을 많이 경험하게 된다.

이렇듯 남성에게도 먼저 심리적 부담감이 주는 영향은 지대하다. 그래서 먼저 남편을 편안하게 이완시키는 것이 선행되어야 할 성감대인 것이다. 몸으로 주로 나타나는 곳은 어깨와 목 주변이다. 긴장하면 제일 먼저 굳기 쉬운 곳이기 때문이다. 이곳을 부드럽게 잘 마사지 해 주어라. 남성의 제일가는 성감대이다. 그러면 남성은 상대 여성에게서 큰 안식을 얻게 되고 사랑스러움이 솟아 나온다. 그런 다음 성기 주변, 성기와 항문사이 회음부, 고환의 부드러운 애무의 성감대가 의미가 있게 된다.

남성이 섹스를 시도하려고 하는데 발기가 안 되어 당황 할 때에도 사랑스럽게 남성을 안심시키고 "당신이 나를 너무 사랑해서 너무 잘해 주려고 하는가 봐요. 당신의 그 노력만으로도 난 너무 좋아요. 그냥 이대로 안고 있어도 나는 행복해." 라고 속삭여 보라. 그 다음 순간 갑자기 남편의 성기가 웅장하게 발기하는 일이 많을 것이다.

명심하라! 남성의 발기는 이완이 전제되어야 활성화 되는 부교감 신경에 의한 것이다.

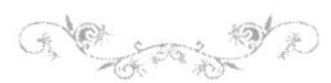

성은 학습 되어져야 하고, 명상과 맞닿아 있다.

성은 학습 되어져야 한다고 말하면, "아! 이 지치고 피곤한 세상에, 뭘 또 성까지 학습을 해야 한다고? 아이고, 됐네요! 그나마 신경 안 쓰고 성에서라도 스트레스 좀 확 풀고 있는데 이것까지 숨 막히게 왜 그래요?" 라는 대답으로 되돌아오기 일쑤다.

"그래요, 그래요, 충분히 이해되는 말입니다. 이 사회에서 생존과 성공을 위해서 숨 가쁘게 달려야 하는 우리 삶인데, 그 어깨에 깃털 무게만큼이라도 더 부담을 얹고 싶지 않은 심정 이해합니다. 일단 푹 쉬시는 것이 좋겠네요. 걱정 부담 다 내려놓고요. 그리고 언젠가 문득 내가 진정 무엇을 위해, 어디로, 숨 가쁘게 달려가는지 생각이 들만큼의 에너지가 생기면 이 근원적 에너지의 운용법부터 배우시라고 말씀드리고 싶네요. 삶의 기본 활력을 싱싱하게 얻고, 일 하는데도 훨씬 예전보다 왕성한 에너지를 느끼실 테니까요."

우리 사회의 많은 남성들은 에너지의 고갈로 너무 지치고 피곤해 하고 있으며, 성 에너지 속에 엄청난 보물이 있다는 것을 너무나 모르고 있다. 하지만 변화에 대한 의지만 있다면, 피곤을 날려 버리고 에너지의 소모가 아니라 에너지의 충전을 통해 정력적이고 생명력 넘치게 일할 수 있게 바뀔 수 있다. 피곤을 치료하기 위해서는, 에너지가 새고 있는 곳을 근원적으로 찾아야 하고, 에너지의 충전 쪽으로 코드를 바꿔 끼워야 한다.

한의원에서 많은 환자들과, 또 주변 세상 사람들과 얘기해 보면 성에 대해서 여성들은 남성보다도 더욱 많이 모르고 있구나, 하고 느끼게 된다.

"어디 이런 것을 구체적으로 가르쳐 주는 선생이나, 학교가 있었어야 말이지요. 얘기 해 보면 나보다 더 모르는 여자들도 많아요. 여자가 그런 걸 찾아 알려고 하는 것두 왠지 부담될 때도 있어요. 사람들의 비난과 평가가 신경 쓰이기도 하고요."

오쇼는 <여성>이라는 책에서, 이렇게 말을 한다.

"생물학적인 재생산에 관한 한 오르가즘은 필수적인 것이 아니다. 그러나 영적인 성장을 고려한다면 오르가즘은 필수적이다. 내 견해에 의하면, 인간이 명상에 대한 생각을 처음으로 떠올리게 된 것은 오르가즘의 경험을 통해서였다. 섹스의 오르가즘 보다 더 깊고 강하고 지속적인 것을 바랐던 것이다. 오르가즘은 그대 안에 엄청난 지복이 깃들어 있다는 암시를 준다. 자연은 그 맛의 일부를 보여 줌으로써 그대가 탐구를 계속하게 만든다."

오르가즘의 상태를 인정하기 시작한 것은 극히 최근의 일이다. 20세기에 들어선 후에야 심리학자들은 여성이 어떤 문제에 직면

하고 있는지 깨닫기 시작했다. 정신분석학과 여타 심리학과는 똑같은 결론에 도달했다. 여성이 정신적인 성장을 방해받고 있다는 것이다. 여성은 집안의 하녀 신세를 면치 못하고 있다.

아이를 낳는 문제만 놓고 본다면 남성의 사정만으로도 충분하다. 생리학적으로는 아무 문제가 없다. 그런데 심리학적인 문제가 남아 있다. 여성은 더 화를 잘 내고 잔소리와 불평이 더 많다. 이유는 그들의 고유한 권리인 무엇인가를 박탈당했기 때문이다. 그런데 그들은 그것이 무엇인지도 모른다. 『여성』 오쇼 저, 손민규 옮김, 지혜의 나무, pp.68~69

원래 탄트라라고 하는 뜻은 다양한 해석이 있지만, <탄트라 비전>에 의하면, 인간의 모든 112가지의 수련법들의 '방편' 이라는 뜻으로 쓰인다. 그래서 광의의 탄트라의 뜻은 모든 112가지의 방편을 말하며, 그 중 특히 성 에너지를 직접 활용하는 방편을 협의의 탄트라라고 할 수 있다. 많은 사람들에게 협의의 탄트라가 탄트라로 통칭되고 있다.

이 많은 방편 속에서 주시(注視)하는 것의 의미를 많이 강조하고 있다.

나의 몸의 감각, 마음의 흐름 등을 지켜보고 있는 자가 진정한 주인공이라는 것이다. 남성의 경우 성도인술을 위해서, 특히 이런 명상 방편을 수련할 필요가 있다. 행위시 자신의 흥분에 동일시되지 않고, 그것을 지켜보는 것이 아주 중요하다.

자신이 움직이고 있는 동작도 잘 지켜보라. 흥분한 자신과 분리하여, 자신을 객관화해서 지켜보는 것이다. 탄트라에서 머리 윗부분을 달로 심상하고, 열정적인 영혼을 냉각하고 증류시킨다고 하는 것도 이런 맥락이다. 이때 단전호흡은 의식을 조절하는 데 많은 도움이 된다.

그러면서 뭔가 나의 쾌락의 끝을 보겠다는 의식을 전환하고, 행위의 중심 속에서 상대 여성의 상태에 공명할 수 있도록 하라. 상대의 감각의 상태에 맞춰 호흡을 같이하여 절정에 이르게 하는 것이다. 물론 처음엔 상대가 흥분하여 소리를 지르거나, 몸을 뒤틀 때, 호흡이 거칠어 질 때, 이에 동조하여 더욱 그 상태를 가속시키기가 힘 들 수 있다. 이 때 그만 사정해 버리는 경우가 많은 것이다.

의식의 전환이 첫 번째 관문이라면, 이때가 두 번째 관문이 된다. 그러나 이때가 오히려 자신의 내부로 향하는 에너지가 더욱 집중될 수 있는 좋은 수련의 기회이기도 하다. 계속되는 노력 중에 자유자재할 수 있게 된다.

이 때 의식의 에너지를 컨트롤하는 법이 다양하게 있다. 어떤 이는 미간 사이의 제3의 눈을 쳐다본다는 이도 있고, 어떤 이는 자신의 손, 발가락의 동작으로 의식을 내리는 이도 있고, 호흡을 통하여 척추를 타고 머리 윗부분을 달 모양으로 심상(心象)하여, 열정적인 영혼을 냉각하고 증류시키는 방법을 쓰는 이도 있다.

반면, 여성의 경우는 모든 것을 수용하고, 감싸 안아주는 마음으로, 그 감각 속으로 풍덩 빠져, 그것과 하나 되는 법이 유효한 방편이 될 것이다.

춤의 고수는 한참 춤에 몰입하여, 에너지를 느껴 나갈 때, 나중에는 춤추는 자신이 없어지고 춤만이 남아 있음을 발견한다. 탄트라 섹스 시에도 환상의 춤을 추듯이 우주적 리듬이라 생각하고 그 안에 두려움 없이 자기 자신 모두를 내 던질 때, 기쁨으로 충만한 오르가즘을 느낄 수 있게 된다. 이런 우주에너지로 고양되기 위해서는 여성의 경우, 특히 이완과 감각, 감수성이 필요해진다. 그래서 전희가 중요하고, 그 방편의 하나로 마사지는 훌륭하다.

마사지의 이로운 점은 누가 능동적인 역할을 담당하든 상관없이 양자가 모두 느낄 수 있다는 것이다. 마사지를 의식으로서 취급하라. 머리, 발 또는 척추부터 시작하라. 그리고 마음속으로 당신의 연인에게 있는 모든 장애물을 깨끗이 없애 버린다는 생각을 되풀이 하라. 긍정적인 힘으로 그것을 채워 넣어라.

호흡을 조화롭게 하고, 집중력을 돕기 위해서 호흡 조절을 이용하라.

접촉이야말로 원기를 북돋우는데 효과가 있다는 사실을 기억하라.

마사지는 감정을 상호 교환하기 위한 훌륭한 방법이다.

부부에게 있어서 마사지는 서로를 즐겁게 해주는 가치 있는 방법이다.

전신마사지는 예술적인 형태이며, 전희와 후희의 중요한 양상 이다. 『성의 비밀』, 닉 더글라스 저, 이의영 옮김, 하남출판사, pp.103~104

"감각 중에서 촉각은 다른 모든 것들에 고루 미치며, 그 안에 는 마음의 본질이 있다. '마음의 들판'은 촉각과 공존한다." <차 라카사미타>

오쇼는 <남성>에서 "여성은 악기와 같다. 그녀의 몸 전체가 말 할 수 없이 민감하다. 그 민감성이 깨어나기 위해서는 전희가 필 요하다. 그리고 세스가 끝난 후에 남성은 금방 잠들어 버려서는 안된다. 그것은 추하고 야만적인 행동이다. 기쁨을 선사한 여성 에게 감사의 보답으로 후희를 해 주어야 한다."고 말했다.

그런데 성도인술을 익혀, 탄트라 섹스를 하게 되면, 섹스가 끝 나고, 나 몰라라 금방 잠드는 것은 상상하기 힘들다. 저절로 상대 가 사랑스럽고 감사하게 된다. 그래서 자연스럽게 서로 쓰다듬 고 애무하게 된다.

또, 섹스 후 깊은 이완과 평화, 충만함을 충분히 즐긴 후, 두 사 람이 고요히 앉아 두 손을 잡고 눈 감고 침묵 명상을 5분이나 10 분 정도 해 보라고 권하고 싶다. 이 경험은 또 다른 차원의 깊은 맛으로 들어가는 자신을 느끼게 해 줄 것이다.

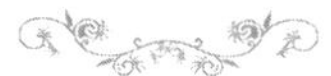

바람둥이는 거의 다 심한 조루

"난 지금까지 성관계 가진 여자가 100명이다."

"난 말이야, 다 세 보면 200명은 넘을 거야."

이런 스타일의 바람둥이는 그 내실을 잘 살펴보면 거의 심한 조루이다. 그들은 짧은 사정의 쾌감만을 추구하기 때문에 상대가 별로 중요하지 않게 된다. 상대의 존재 자체를 온통 느끼며 함께하는 황홀한 합일감이나, 둘이 만들어 내는 커다란 사랑과 영혼의 엑스타시를 느끼지 못하기 때문이다. 그에게 섹스란 새로운 대상을 통해 권태감과 허탈감을 없애기 위한 수단으로 촛불처럼 나타났다 스러지는 호기심일 뿐이다. 새로운 대상을 통한 새로운 느낌만이 섹스의 모티브인 것이다. 이 여자나 저 여자나, 그 짧은 성교에서는 사정의 느낌은 어차피 똑 같기 때문이다.

자위행위와 다를 바가 별로 없는 것이지만, 다만 새로운 여자를 정복했다는 얄팍한 감정의 흥분에라도 기대고 싶은 것이다. 알고 보면 내면이 몹시 외로운 불쌍한 모습이다.

30대 후반의 노총각이 자기 이야기를 진솔하게 털어 놓았다.

어떤 여자 친구를 만나 사귀게 됐는데, 정열적으로 거의 모든 다양한 상황 속에서 섹스를 다 해 보았다고 한다. 카페 화장실에서 묘한 스릴을 느끼면서도 해 봤고, 대낮에 건물 옥상으로 올라가는 계단에서, 다른 사람이 오지 않을까 두려워하면서도 묘하게 흥분되는 것을 느끼면서 해보기도 했다. 새로운 상황들을 만들어 가면서 하니까 매번 아주 좋았다고 한다.

심지어는 밤새 술집에서 있다가, 새벽 해가 어스름히 밝아 올 때 길거리 골목에서도 짧은 순간 짜릿하게 해 보기도 했단다.

그런데 시간이 1년쯤 지나자 자기 내면에서 발견되는 사실은, 처음 얼마간은 섹스 후에 4일 정도는 그녀에 대해 백지장처럼 아무 생각이 안 나더라는 것이다. 성욕이든지, 사랑의 감정이든지 아무것도 샘솟지 않게 되면서, 가끔씩 다투게 되기도 했단다.

여자에게서 전화가 와서, 왜 전화 한 통화도 없었냐고 투정하는 말을 들으면, 그래 내가 왜 그랬을까 생각하면 미안한 마음이 들기도 했지만 마음속 깊은 곳에서는 그 여자에게 전화하는 것을 귀찮아하는 자신을 발견하게 되었다. 섹스 후에 1주일 동안 아무 생각이 안 나기 시작하고, 나중엔 10일로 늘어나고, 더 이상 새로운 자극의 요소가 없어지니까 묘하게 싸늘히 식어 가는 자신의 마음이 느껴져 결국 2년간의 교제를 끝내게 됐단다.

이 친구 이야기는 앞의 심한 바람둥이와는 다른 모습이기는 하지만 근원의 문제는 비슷하다. 억압없는 자연스러운 섹스를 솔직하고 용감하게 즐기고, 그 안에 몰두했던 것은 매우 아름다운 시간이라고 본다. 다만 안타까운 것은 사정에 목표를 두는 섹스의 한계이다. 성 에너지와 사랑 에너지, 영성 에너지는 하나의 에너지여서 그 물질적 토대인 정액을 많이 배설하면, 이렇게 사랑의 자원도 같이 메말라 가는 것을 느낄 수 있다.

지금으로부터 20년 전에 내가 단전호흡 수련을 하던 곳에, 우연히 인도에서 다다루파라는 수행자 한 분이 잠을 잘 숙소를 찾고 있다가 그 도장에 찾아오게 되었다. 자연스럽게 자신의 수련에 대해서 강의를 하게 되었는데, 그 강의의 통역을 내가 하게 되었다. 여러 좋은 이야기들이 있었지만, 가장 나의 인생 나침판을 뒤흔들어 놓은 이야기는 이런 것이었다.

그 요기가 강의 도중 질문하기를, 우리 육신의 양식이 밥이요 빵이라면 우리 영혼의 양식은 무엇이겠냐는 것이었다. 책이다, 스승이다 등의 대답이 있었는데, 그 요기의 대답은 의외로 ‘정액’ 이라는 것이었다. 나는 너무 의외의 대답이라는 생각이 들었다.

그 후 이 원리에 대해서 탐구하게 되었고, 지금까지 17년 동안 성도인술, 탄트라 섹스를 실천하게 된 계기가 되었다. 그 생활 속에서 이 말씀이 의미하는 바를 너무도 감사하게 느끼게 되었고, 많은 이에게 들을 준비만 되어 있다면 전하고 싶어졌다.

오쇼 라즈니쉬는 <남성>이라는 책에서, 보통의 섹스와 탄트라 섹스는 어떻게 다른가 하는 질문에 이같이 대답한다.

그대의 성행위와 탄트라 섹스는 본질적으로 다르다. 그대의 성행위는 무엇인가 내보내기 위한 것이다. 그것은 시원하게 재채

기를 하는 것과 같다. 에너지가 방출되고 그대는 짐을 던다. 그것은 창조적인 행위가 아니라 파괴적인 행위이다. 물론 배설 뒤에 몸과 마음이 이완되는 효과가 있긴 하지만 그 이상의 의미는 없다.

탄트라 섹스는 이런 성행위와 기본부터 다르다. 탄트라 섹스는 에너지를 내보내고 방출하는 것이 아니다. 그것은 사정하지 않고 행위의 중심에 머무는 것이다. 어떤 에너지도 내 보내지 않고 행위 속으로 녹아드는 것이 탄트라 섹스이다. 이것이 행위의 질을 변화시킨다. 보통의 성행위와는 질적으로 다르다.

탄트라 섹스는 그대가 원하는 만큼 오래 행할 수 있다. 그러나 보통의 섹스는 그렇게 오래 행하는 것이 불가능하다. 일반적인 경우에 그대는 섹스를 통하여 에너지를 소모하고 있으며, 에너지가 다시 회복되려면 일정 시간이 지나야 한다. 그리고 회복된 다음에는 다시 그 에너지를 소모할 것이다. 이것은 터무니없는 일처럼 보인다. 에너지를 회복했다가 소모하고, 다시 회복했다가 잃고, 이런 일이 평생 계속된다. 그대는 흥분의 정상에 이르렀다가 추락한다. 그것이 성행위 후에 공허감을 느끼는 이유이다. 마치 높은 곳에서 추락한 느낌이다. 그러나 탄트라 섹스에서는 행위가 끝난 후 그런 느낌이 들지 않는다. 그대는 추락하지 않는다. 이미 그대는 골짜기 깊이 들어가 있으므로 더 이상 추락할 곳이 없다. 오히려 그대는 높은 곳으로 비상한다. 더 충만한 에너지로 싱싱하게 살아나는 느낌이다. 이런 엑시타시는 몇 시간뿐만 아니라 며칠 동안 지속 될 수 있다. 그 기간은 탄트라 섹스 중에 얼마나 깊이 들어가 있었느냐에 따라서 달라진다. 그 안으로 깊이 들어가면 머지않아 그대는 사정이 순전히 에너지의 낭비라는 것을 깨달을 것이다. 아이를 원할 때를 제외하고는 사정할 필요가 없다. 탄트라 섹스 후에 그대는 하루 종일 깊은 이완 상태를 체험한다. 한 번의 탄트라 섹스만으로 며칠 동안 릴랙스된 느낌을 받을 것이다.

폭력성과 분노가 사라지고, 기분이 침울해지지 않는다. 마음이 평화롭고 편안하다. 이제 그대는 타인에게 위험한 존재가 아니다. 오히려 기회만 있으면 남들을 도우려고 할 것이다. 그럴 기회가 없다면 최소한 남에게 해를 끼치지는 않을 것이다. 탄트라는 신 인간을 창조할 것이다. 시간이 사라진 차원을 아는 사람, 무아의 차원을 아는 사람, 존재계와 깊은 일체감을 지닌 사람이 태어날 것이다." 『남성』 오쇼 저, 손민규 옮김, 지혜의 나무, pp.85~90

이 말씀 또한 성도인술이나, 탄트라 섹스를 경험해 보면, 일점일획 그대로, 사실로 체험할 수 있는 이야기다.

남성들이여! 자기 자신의 넘치는 기쁨과 평화, 건강을 위해서, 또 그대의 파트너에게 진정 멋있는 연인이 될 수 있는 이 공부를 이젠 해야 하지 않겠는가?

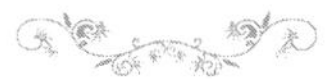

남성이라면 늘 홍두깨처럼 딱딱해야지

"여성이 나이 들고, 애 두셋 낳고 나면 질이 늘어지고 커져서, 그래서 남자들이 만족하지 못 해서 바람피우게 된다는구먼."

"그래, 다들 그걸 불안해 하드라. 철수 아빠 알제? 얼마 전 그 아저씨가 먼저 음경 확대술 했는데 별료 효과 못 봐서, 이번엔 철수 엄마가 이쁜이수술 하기로 한다더라, 글쎄."

주변에서 가끔 들을 수 있는 이야기들이다. 과연 수술까지 해서 키우고, 좁히고 해야 할까?

특수한 경우를 제외하곤 그럴 필요가 없다. 왜냐하면 신기하게도 인간의 성기의 크기는 조절범위가 아주 커서 오르가즘을 느끼는데 아무 지장이 없기 때문이다. 그리고 체위의 다양함으로도 얼마든지 조화를 맞출 수 있기도 하다. 이런 고민은 지금만의 문제가 아닌 듯, 도가의 성전에서도 언급돼 있다.

"자연이 남성에게 선사한 모양과 딱딱함은 단지 외적 표현이다. 내적으로 나타나는 것은 그와의 성행위로 여성의 기쁨을 보장하는 기술이다. 남성이 여성을 좋아하는 만큼 여성이 그 남성을 좋아하는 것은 남성의 성기가 길고 짧거나 또는 두껍고 가는 것에 있지 않다. 길고 두꺼운 성기는 때로 여성에게 짧고 가늘며 딱딱한 것보다 나쁘다. 딱딱한 성기가 거칠게 삽입되었다가 나오는 것은 때로는 부드러운 성기가 섬세하고 부드럽게 움직이는 것보다 좋지 않다."고 기술하고 있다.『성의 비밀』, 닉 더글라스 저, 이의영 옮김, 하남 출판사, pp.103~104

실제로 한의원에서 이런 이야기를 많이 듣게 된다. 어떤 여성은 남편의 성기가 너무 딱딱하지 않아서 불만이라는 분도 있었지만, 의외로 남편의 성기가 너무 딱딱해서 자기가 받아들이기 부담이라는 분도 꽤 많았다. 자기 질이 터지고 찢어지는 것은 아닌가 하는 불안감이 든다는 것이다. 늦은 나이 39세에 결혼해서 지금 신혼 중인 한 부인도 그런 고충을 호소했다.

남성들은 이런 여성의 상황을 잘 모르는 것이 거의 대부분이다. 그래서 무조건 크고 딱딱하면 여자가 다 좋아하는 줄 착각한다. 서로 솔직한 대화가 있었으면 쉽게 풀리는 문제일 수 있는데, 이게 쉽지 않다. 음식 등에 관한 자신의 취향을 드러내는 것은 잘 하는데, 유독 성의 문제에는 무거운 굴레를 벗지 못한다.

성은 결코 무거운 것이 아니다. 우리 스스로가 그것을 무겁게 만든 것일 따름이다. 성은 자연스러운 것이다. 머릿속이 복잡한 인간 이외에, 지구상의 어떤 아름다운 존재들도 성이 자연스럽지 않은 게 없다. 벌, 나비 날아다니는 아름다운 꽃밭도 성 에너지를 자연스럽게 표현하고 있는 모습이며, 아름다운 목소리로 지저귀는 꾀꼬리도, 오색찬란한 공작의 깃털도 모두 아름답고 자연스럽게 자신의 성 에너지를 노래하고 있는 모습인 것이다.

이 부인에게는 용기를 내어 남편에게 자신의 상황을 꼭 얘기하라고 격려를 해 주었다. 남편이 자신을 이상하게 생각할지 모른다고 절대 지레짐작하지 말고, 오히려 아내가 자신의 욕구를 적극적으로 표현하는 것을 좋아하는 남자가 훨씬 많다고 일러주었다.

다음에 그 부인이 찾아 왔을 때 물어 봤더니, 의외로 남편이 열린 마음으로 듣고 반색했다고 한다. 남편의 입장에선 자기는 아주 따따하지 않을 때 하면 여자가 실망할까봐 자신이 성기가 아주 딱딱치 않을 때는 일부러 자제 했다면서 오히려 좋아했고 그 후로는 훨씬 만족하는 섹스를 하고 있다고 했다.

남편도 신혼에 자신의 강함으로 좋은 이미지를 받고 싶어서 내심 긴장하고 힘들었는데 이 경우는 부인의 용기 있는 표현이 남편의 부담감까지 풀어 준 경우이다.

실패한 거사(巨事)

친한 고등학교 동창들 모임에서 들은 이야기다. 늘 솔직하고 재미있게 얘기를 잘하는 소탈한 친구인데, 조루 때문에 부인을 충분히 만족시켜 주지 못한다는 미안함을 항상 가지고 있었다고 한다.

하루는 와이프가 잡지 광고를 보면서, 비뇨기과에서 남성의 자신감을 키워 준다는 수술에 관한 것을 보면서 하는 말이, "광고비도 많이 들 텐데, 이런 광고 계속하는 것 보면 남자들 이런 걸 많이 하나 보지?" 하는 거야. 그러면서 슬쩍 내 눈치를 살피는 것 같더라고. 그래서 내가 "나도 한 번 해 볼까?" 했지. 그랬더니 "아이고 그냥 이렇게 살지 뭐! 뭘 그런 것까지 한다고 그래." 그러면서 슬쩍 물러나더라고. 그래서 내가 적극적으로 의지를 보여주는 것이 와이프 자존심을 살려주는 것이라 생각해서 "아니야. 나이 수술 예전부터 하고 싶었거든." 했지. 그랬더니 그냥 아무 말 안하고 웃기만 하더니 "정 하고 싶으면 그러든지." 그러더라고.

그래서 "수술 비싸겠지?" 했더니, "자기가 그렇게 하고 싶었던 거니까 돈 아끼지 말고 할 수 있는 것 다 하고 와." 하는 거야. 펑

소에는 나 돈 쓰는 것에 대하여 잔소리 하는 편이었는데 좀 다른 반응이었어. 분명히 수술하러 가서 진짜 모든 옵션 다 하고 왔지. 수술하고 오자마자 와이프 바로 다가오더니 "여보, 어디 한번 보자, 어떻게 한 거야?" 그러면서 상당히 고조된 목소리로 호기심의 눈을 반짝이더구먼. 그래서 팬티 내리고 붕대, 반창고 붙여진 내 물건 보여줬지. 그랬더니 반창고까지 살짝 떼 보려 하는 거야. "아! 아~파" 했더니 "아, 미안 미안, 히히 근데 언제 반창고 뗀데?" 하대. "응, 한 3일 걸린데, 항생제도 먹어야 하고." 그랬지. "그동안 술 절대 먹지 말고, 알았지!" 하더라고. 그래 나도 그 3일 동안 좀 기대두 되고 좀 설레기두 했지만, 우리 와이프 갑자기 생기가 돌고 컨디션 좋아 보이더라. 나한테도 예전보다 다정하게 굴고…….

드디어 3일이 지나고 반창고 떼고 개통식을 하기로 한 날이야. 무슨 행사를 치르듯이, 와이프 설거지며 청소 빨래, 집안 정리 일찍부터 끝내고 영문도 모르는 애들 억지로 방에 몰아넣어 일찍 재우고 드디어 안방으로 들어갔지.

약간 긴장도 되고 손바닥에선 땀도 나더라야. 뭐 링도 박고, 뭐 별것 다 해서인지 거대해진 내 물건을 서서히 진입시키는데 벌써부터 반응이 오더라고. 평소와는 다른 높은 톤의 비명 소리 나오고 해서 속으로 오! 예! 하면서 흐뭇하게 일을 치르려 하는데 불과 1분도 안 돼서 확 깨더라고!

와이프 손을 내 저으면서 "여보 도저히 못 하겠어. 안되겠다.

그만 그만!” 하는 거야. “그래 처음이라 적응하느라 그러는 걸 거야” 했더니 이럴 땐 서로 쉽게 합의가 잘되더구먼.

3번 정도 더 시도해 봤는데 여전히 힘들어서, 본전 생각 안했을 리 없는 우리 와이프 풀 죽은 목소리로 “여보, 미안한데 다시 가서 원상 복구하는 수술하고 와라. 차라리 예전이 훨 나아.” 이러는 거야.

“에이 씨! 다 하고 오랄 때는 언제고.” 중얼거리다가 결국 다시 원상복구 수술하고 예전으로 돌아가고 말았지 뭐.

이 실패한 거사(巨事) 얘기를 어찌나 구수하게 재밌게 하든지 듣는 사람 모두 다들 무릎을 치고 웃었다. 성에 있어서 중요한 것은 자신의 에너지 흐름을 운용하는 능력이지 외형적 변화가 아니다. 극소수를 제외하고는 남성 성기의 크기가 문제가 되지 않는다는 것은 양방의 이론으로도 드러난 사실이다.

여성의 경우도 마찬가지다. 충분히 흥분이 되면 여성의 질은 풍선처럼 안쪽으로 부풀어 아무리 작은 음경이라도 꽉 조일 수 있는 것이다. 문제는 충분히 감각상태가 흥분의 고조기까지 올라가느냐이다. 여성에겐 이 감각의 집중과 몰입, 그리고 남성에겐 자신의 흥분을 운용할 수 있는 능력이 핵심이다. 소프트웨어가 그대로인데 하드웨어를 바꾼들 큰 차이가 있겠는가?

오히려 링이니 하는 것을 주입시키고 나서 그 자연스럽지 않은 이물감과 딱딱한 느낌이 너무도 큰 거부감으로 와서 집중과 몰입이 안되는 여성들이 꽤 있다.

"적당한 크기의 사탕을 이리 저리 빨아 먹어야 맛있지, 욕심내서 입 안 가득 큰 사탕 먹으려면 입천장만 까지고 맛을 제대로 음미 못하지!"라는 말이 있다. 적절한 비유이다.

여성의 소위 이쁜이수술 즉, 질 성형 수술 후 여성 본인의 감각이 더 무뎌지는 경우도 듣게 된다. 서로가 좋아야 되는 것이 진정한 성의 교류인데 한 쪽의 일방적 희생은 의미가 없다.

남성 조루치료를 위해 하는 음경배부신경 수술도 같은 문제가 있다. 음경의 감각신경이 예민하다고 그 신경을 잘라서 못 느끼게 하는 수술인데, 사실 음경 신경이 예민한 것은 어떤 측면에선 오히려 좋은 것이다. 자신의 감각의 고양을 위해서는 필요한 요소이기 때문이다. 더 근원적인 것은 이 신경을 조절하는 것이 뇌에 있다는 것이다. 뇌에서 전달 지시하는 이 감각 에너지를 자유로이 운용하는 것이 본질적 치료다. 손버릇이 나쁘다고 손을 자른들 그 도둑질 버릇이 근본적으로 달라지겠는가?

그 정신을 바꿔 내는 것이 무엇 하나 잘라 버리지 않는 온전한 치료가 아니겠는가? 우리 몸은 모두 유기체적으로 미묘하게 연결되어 있는 구조인데 귀찮게 하는 것들을 모두 잘라 낸다는 것은 어떤 면에선 위험한 발상이다. 우리 나라 만큼 이런 수술이 많은 곳이 세계적으로 없다고 하니, 우리의 고정관념을 되돌아 볼 일이다.

내 속에 이미 있는 기능을 깨우고 활용하는 것이 우선이다. 그것이 안전하고, 자연스럽고, 또 온전하다.

홍은희 씨, 이렇게 한 번 해보세요

아침 방송 시간에 인기가 꽤 좋다는 <이홍렬 홍은희의 여유만만>이라는 프로그램을 보게 되었다. 부부의 성이라는 주제로 진행한다는 소식을 듣고서 TV를 켜 보니, 탤런트 김보화 · 전원주 씨, 성 전문가 배정원 씨 등이 패널로 나오고, 의학 전문 기자인 홍혜걸 씨와 의사인 그의 부인이 함께 출연해 시종 재미있게 진행해 나갔다.

홍혜걸 기자가 사정(射精)은 할수록 또 샘물처럼 더욱 생긴다는 의견에는 절대 동조할 수 없었지만, 그 부분만 빼면 전반적으로 일반인에게 좋은 정보들을 효율적으로 전달한 의미 있는 프로그램으로 평가하고 싶다.

마지막 대목에 이홍렬 씨가 각자의 고민 하나씩 얘기 해달라고 했을 때, 홍은희 씨가 쑥스러워 하면서 아이 낳고서 방송일 등이 힘들어서인지 성욕이 없어진다는 고민을 털어 놓았다. 아이는 지금 30개월이라고 했다.

이런 상황은 우리 주변에 많이 있는 게 사실이다. 출산 후 육아 문제만도 쉬운 일은 아닌데, 긴장이 많을 수밖에 없는 방송 일을 하니까 더욱 힘들 수 있다. 이런 경우 다른 사람의 성생활과 단순 비교하는 것은 무리가 있을 것이며, 여러 가지 부담에서 벗어나 편안할 수 있어야 하는 것이 우선이다. 성생활에 대한 부담까지도 다 놓아 버리고서 먼저 편안히 쉬는 것이 필요하다.

홍은희 씨의 경우라면 이 환자의 경우를 참조하면 좋을 것 같다.

신경을 많이 쓰고 긴장이 많은 직업을 가진 30대 중반 여성이었다. 일 끝나고 피곤해서 집에 오면 남편이 만지는 것이 몹시 싫었고, 그렇게 성관계 없이 오랫동안 지내오니 점점 더 멀어지는 느낌이 들었다. 그런데 지금은 습관이 되었는지 직장생활도 그만둬서 피곤하지 않은 상황인데도 만지면 신경이 날카로워져서 싫다고 한다.

이 경우는 잠든 지 1시간 쯤 후 성관계를 가져 보는 것도 한 방법이 된다고 권유해 주었다. 날카로워진 신경이 잠든 후 1시간 쯤 뒤엔 이완이 충분히 되어 그땐 만지는 것이 좋을 수 있기 때문이다.

긴장으로 인한 지나친 교감신경 항진은 다른 사람의 접근에 방어적이기 쉽기 때문에 만지는 것이 싫어지는 것이다. 교감신경의 특징이 방어에 예민하게 긴장하는 것이기 때문이다.

이 여성은 실제로 그렇게 해보고 나서 정말 좋았노라고 나중에 고마워했다. 잠든 후 1시간 쯤 뒤엔 남편의 손길이 확실히 거부감 없이 받아들여지고 좋았다고 한다. 그 후로 몇 번 더 그렇게 시계를 맞춰 놓고 잠든 후 1시간 쯤 있다가 충분히 이완된 후에 만족한 섹스를 하게 되었고, 서로에 대한 사랑과 신뢰가 회복되어서인지 잠들기 전에도 남편의 손길이 편안해졌다고 했다. 그래서 더 이상 시계를 맞추지 않게 되었단다.

신경이 날카로운 사람이라면 일시적으로 활용해 볼 수 있는 요령이 되겠다.

사람마다 다 달라요

"한국 남자들은 여자를 너무 몰라! 여성은 사실 삽입 성교 별로 안 좋아하거든요. 그냥 성교 전에 조명 은은하게 하고, 침대 깨끗이 정리하고, 안아주고, 애무해주고 하는 것을 더 좋아하는데, 그걸 모르더라고요. 원장님! 그 사실을 남자들에게 다 교육시켜 주세요. 그것만 이해하면 문제는 다 끝나는 거예요."

"과연 다 그럴까요?"

나는 반문하면서, 다른 여자 분들에게 눈길을 돌렸다. 솔직한 생각을 묻는 내 눈길을 느꼈는지 다른 여성들도 숨김없이 자기 생각을 터놓았다. 평소 성에 대한 이야기를 양지로 끌어내 밝게 들려주고, 편견없이 들어주는 나의 성향을 오래 봐 왔기 때문에, 우리 한의원 식구들은 솔직하게 의견을 나누는데 거부감이 없다.

"저는요, 제 남편이 오랫동안 전희를 해 주는 편이지만, 좀 길어지면 솔직히 지겨울 때가 많아요. 삽입 성교를 훨씬 잘 해 주었으면 하고 바래요."

"저도요! 비슷한데요, 저는 오히려 감정이 확~ 올 때 그때 즉시

대시해 주는 것이 좋던데요. 필 확 올랐는데 조명 맞추고, 침대 정리 하고, 옷 다 차례로 벗고, 벗은 옷 잘 개어 놓고, 그러면 감흥이고 뭐고 다 식어 버려요.”

“보세요! 다 다르죠? 일반화 하는 것은 맞지 않아요. 이것은 개인 각각 타고난 음양오행 기운의 구조가 다르기 때문이거든요. 나의 창(窓)으로 우리는 다 세상을 보니까 남도 다 나 같으려니 생각하게 되죠. 그래서 서운함과 오해 등이 생기고, 상대와 벽을 느끼며 힘들어 할 때가 많아요. 다양성을 이해하고 균형과 통합의 길을 찾아 나가는 것이 인간관계들 속에서 우리가 폭넓은 행복을 얻는 지름길 이라고 생각해요. 상대를 이해하는 폭 만큼 행복의 폭도 커지는 것 같아요.”

“어? 그러네. 다 다르구나. 다 나 같은 줄 알았는데…….”

“어떤 영화 보면 여자가 남자 옷 다 못 벗게 하는 장면도 있었어요. 그게 자기는 좋다고 하면서……. 난 좀 이해할 것 같아요. 그게 더 원초적이고, 더 순수하게 느껴져요.”

“아, 환장하겠네! 그것 변태 아니야? 나는 남편이 아랫도리만 벗고 하려 들면 너무 큰 모멸감을 느끼는데……. 무슨 짐승도 아니고 말이야…….”

“모멸감을 느끼세요? 난 한 번도 그런 생각 해 본 적이 없는데. 난 어떨 땐 아랫도리만 벗고 할 때가 더 좋을 때도 있던데.”

아무튼 모든 여자가 같으리라고 확신하고 있었던 강 실장은, 이렇게 다 다르다는 사실에 적잖게 놀랐고, 적극적으로 다른 사항들에 대해서도 확인에 들어가기 시작했다. 이야기가 활기를 띠면서, 체위 이야기, 성감대 이야기 등이 마구 쏟아져 나왔다.

우리 인간은 태어날 때부터 서로 다른 개성을 갖고 태어난다. 나는 어떤 사명을 갖고 태어났으며, 어떤 격(格)으로 태어난 것일까?

그것을 알고자 동서양의 많은 학문들이 노력하고 참구(參究)해 온 역사가 얼마나 오래인가?

그것이 음양오행을 도구로 한 사주(四柱), 명리(命理), 관상(觀相), 자미두수(紫微斗數), 육임(六壬), 기문둔갑(奇門遁甲), 태을천수(太乙天數) 등이고, 서양에서도 끊임없이 많은 신비가들의 출현 등으로 밝혀지는 어스트롤로지, 휴먼 디자인, 애니어그램, 오라소마, 타로카드 등이다.

나 또한 이런 개념의 이해에 나름대로 많은 시간을 투자해 보았고, 지금은 나의 사명에 대해 어느 정도 확신을 갖게 되는데 도움이 되었다. 그리고 예전보다 타인의 이해의 폭도 많이 넓어져, 타인을 돕는데도 큰 힘이 되었다.

이와 마찬가지로 성(性) 행태에도 선천적으로 모두 다른 스타일을 타고났다. 하지만 큰 범주의 스타일에는 법칙이 있으니, 그런 동서양의 지혜의 법칙대로 보면 그 사람들의 고충이 훨씬 잘 이해된다.

음양오행의 개념으로 진찰을 해 보면 어떤 이는 빨리 달궈지고, 어떤 이는 늦게 달궈지며, 오르가즘도 어떤 이는 유지력이 오래가는데, 어떤 이는 짧은 특징이 있다는 것이 나타나기도 한다.

마찬가지로 성감대도 각자 다양하다.

성은 서로 나누는 것이니, 본인과 파트너의 타고난 성 행태의 특징을 아는 것은 중요하다. 그런데 때로는 자신의 성 행태에 대해서도 모르고 있는 경우가 있다. 다양하게 시도해 보지도 않아서 가장 효율적인 감각이 어디에 잠자고 있는지 모르는 것이다. 그래서 여성의 경우 자위를 통해 자신의 성감대를 찾아보는 훈련도 필요한 것이고, 자신의 성감대 지도를 찾아 성감의 강도에 따라 서로 여러 가지 색깔 스티커를 붙이게 하는 부부 이벤트도 의미 있는 것이다.

다만, 때로 보통의 성감대 부위인데 오히려 터치를 싫어하고 아파하는 곳이 있는데, 그런 경우는 거기에 기혈이 응체되어 있을 때가 꽤 많다. 이럴 땐 마사지 등으로 응체를 풀어 주면 많이 좋아지게 된다. 그래도 안되면 한방치료를 권하고 싶다.

또 후천적 요인으로 자신의 스타일이 왜곡되는 경우도 있다. 어려서 겪은 성학대나 근친상간, 그보다 사소해 보이는 여러 요인에 의한 심리적 트라우마(trauma)가 성 행태의 왜곡으로 나타나는 경우도 의외로 많다. 이는 심리치료나 최면요법, NLP치료 등으로 놀랍게 좋아지는 경우가 많다.

좋아하는 체위도 다양하다.

좋아하는 체위를 들으면, 그 사람의 성감대의 지도를 큰틀로 이해할 수 있다. 예를 들어 여성이 후배위나 여성상위를 좋아 한다면 G-SPOT의 자극을 원하는 경우가 많다. 이럴 땐 다른 체위로 사랑을 나누더라도, 그 성감대를 고조시켜 주도록 배려하면 좋을 것이다.

그런데 여기에도 심각하지 않은 후천적 트라우마(trauma)가 있는 경우가 많다. 즉 후배위를 싫어하는 경우 중에, 출산 시 회음 절개 후유증으로 통증을 느끼는 경우도 있고, 심리적으로는 어렸을 때 길거리서 개들이 후배위로 교미하는 것을 처음 보았을 때, 어른들이 욕을 퍼부으며, 보고 있었던 본인에게 성에 대한 수치심이나 성이 불결하다는 인식을 심어 주었을 때도 이 자세에 대해 특히 움츠리는 경향을 보이기도 한다.

이 또한 그 원인의 잘못된 선입관을 밝게 보여주는 최면이나 NLP요법 등이 좋은 도움이 된 경우를 임상에서 종종 본다.

우리 몸엔 신비하게도, 내부의 문제를 진단하고 치료할 수 있는 여러 리모콘이 나와 있다. 예를 들어 귀에 모든 몸의 상태가 있다는 원리로 귀에만 침을 놓는 이침이 있듯이, 손에만 놓는 수침, 발에만 놓는 족침, 코에만 놓는 비침, 눈꺼풀에만 놓는 안침 등 다양하다.

성기에도 우리 장부와 서로 배속되는 원리가 있다.

여성 성기의 경우 깊은 곳부터 심(心) · 폐(肺), 중간 부위가 비(脾) · 위(胃), 입구 부위가 신(腎) · 방광(膀胱) 등에 해당한다.

남성 성기는 가장 밑뿌리 부위가 신(腎) · 방광(膀胱), 중간 부위가 비(脾) · 위(胃), 끝 부위가 심(心) · 페(肺)에 해당하여, 여성 성기와 완전히 결합되었을 때 그 위치가 동일해진다.

이는 음양오행의 원리를 이해하면 알 수 있는 당연한 자연의 이치이다. 그래서 어떤 체위가 싫다고 하는 것은 그 배속되는 장부의 건강 상태가 좋지 않다는 걸 의미한다.

깊게 삽입하는 것을 몹시 싫어하는 여성을 보면 그에 배속되는 심장 · 페의 장부에 기혈 순환이 좋지 않은 경우가 많다.

다양한 체위를 즐긴다는 것은 단순히 권태로움을 벗어나기 위함 뿐 아니라, 몸의 기혈을 모든 장부 골고루 활성화시키는 의미도 있는 것이다.

한의학과 에너지의학의 원리로 본

성 에너지

한의학에서 보는 성 에너지

<동의보감>에서의 진단의 요체가 크게 4가지가 있다.

첫째, 잘 먹느냐?

둘째, 대, 소변을 잘 배설하느냐?

셋째, 잠은 잘 자느냐?

넷째, 성생활 잘 하느냐?

성생활에서 몸의 소통이 잘 되지 않은 점도 중요한 치료대상이 되어야 하는 것이다.

<동의보감> 첫 페이지부터 강조된 것이 정(精)에 대한 것인데, 이는 우리의 근원적 에너지를 말하며, 성 에너지의 물질적 토대로도 본다. 그래서 우리 몸의 성 에너지가 사랑 에너지, 영성 에너지로 연결되는 하나의 같은 에너지임을 정(精), 기(氣), 신(神) 세 가지 보물이라고 표현하면서 강조하고 있다.

촛불에 비유하자면, 촛농이 정(精), 불꽃이 기(氣), 주위의 밝음이 신(神)이며, 촛농(性 성 에너지)이 튼실하면 불꽃(사랑 에너지)이 씩씩 할 것이고, 그러면 주위가 더욱 밝아지는 것(靈性 영성 에너지)과 같다.

일부 사람들은 스님들이 정력 떨어지는 음식을 먹어야 수련을 잘 할 수 있다고 생각하고 있지만, 이는 오해다. 스님들이야말로 가장 정력이 좋아야 한다. 영성을 밝히고자 하는 사람들 아닌가? 성 에너지와 영성 에너지는 같은 에너지의 변형된 다른 이름일 뿐인 것이다.

다만, 오신채(五辛菜)라 하여 자극적 향신료를 피하는 것은 그 음식들이 허화(虛火)를 망동(妄動)시키는 경우가 있어서다. 스님들이 먹는 담담한 야채, 고요한 마음 등이 가장 정(精)을 잘 만들어 내는 재료들이다.

이런 정의 에너지를 참선 등의 방편을 통하여 순환시켜 사랑과 영성을 밝히는데 쓰는 것이다. 그래서 정(精)의 에너지를 척추의 정중앙선으로 올려서 다시 배의 정중앙선으로 끌어내려 단전으로 순환시키는 임독(任督) 유통 또는 소주천(小周天) 순환을 통하여 뇌수로 보내서 영성의 자원으로 쓰는 일을 환정보뇌(還精補腦)라 한다.

여기서 오해하지 말아야 할 것은, 이렇게 정력이 강해지면 이걸 발산하느라 엄청 바람피우는 것 아닌가, 걱정할 수도 있다. 그러나 오히려 정이 충만해지면 색욕에 훨씬 의연해진다. 마찬가지로 기가 충실해지면 식탐에 훨씬 의연해지고, 또한 신이 충만해지면 수면욕에 훨씬 의연해진다. 필요할 땐 충분히 그 에너지를 활용할 수도 있고, 필요하지 않을 땐 또 거기에 휘둘리지 않고 자유로워질 수 있다는 뜻이다.

소위 말하는 권태기에도 큰 변화가 생긴다. 의학적으로는 우리 몸에서 방출되는 성 유인 호르몬인 페르몬의 흡인력이 1년 반밖에는 안 간다고 하는 것이 발표된 적이 있다. 한 상대에 대해서 1년 반 이상이 되면 본능적으로는 권태로워진다는 것이다.

결혼할 때 한 고향 친구가 이런 말을 했다.

"결혼 후 1년 동안 아내랑 성생활 한 번 할 때마다 항아리에 바둑알 한 개씩 넣다가, 1년 후로는 한 번 할 때마다 그 바둑알을 빼내 봐라! 그러면 평생 그 바둑알 다 빼내기 힘들 거다. 네가 정직하게 계산한다는 조건이면, 내기해도 좋아! 나도 그렇고. 내 친구들 결혼한 지 다 5~6년 쯤 되니까 다 뺄 자신 없다고 모두 기권하거든 하하하. 이건 우리의 선조들 때부터 검증되어 내려온 이야기야. 그냥 근거 없이 하는 말이 아니야."

이제 생각하니, 이 또한 페르몬의 이야기와 같은 맥락이다. 그러나 성 에너지의 운용을 손실 없이 잘 순환시키는 성생활을 하면 그건 전혀 맞지 않는 이론이 된다. 이런 성생활에서는 한 상대가 매번 예쁘고, 매번 새롭게 느껴진다. 기본적으로 차원이 달라지기 때문이다.

생활 속 음양오행(陰陽五行) 이야기

우리의 다양성을 이해하는 여러 도구가 있는데, 동양에선 모든 사물과 현상을 보는 도구 중 하나로 음양오행(陰陽五行)이라는 개념을 이용했다. 생활 속에서 느낄 수 있는 이야기로의 원리를 긴략하게 설명을 해 보자.

음양하면 먼저 떠오르는 것이 있을 것이다. 밤과 낮, 추운 것과 더운 것, 달과 해, 여자와 남자, 정(靜)적인 것과 동(動)적인 것, 어두운 것과 밝은 것이 음(陰)과 양(陽)의 구분이 된다는 것은 우리 언어 구조 속으로도 이미 깊숙이 들어와 있어 잘 이해하리라고 본다.

우리가 잘 생각하지 못했던 것들도 많다. 숫자에도 음양이 있어, 짝수를 음이라고 하고 홀수를 양이라고 한다는 것도 그 중 하나다. 짝수는 2, 4, 6 이런 숫자이고, 홀수는 1, 3, 5 이런 숫자다.

말 그대로 짝이 맞는 숫자를 짝수라고 하는데, 둘 넷 이렇게 짝이 딱딱 맞아 버리면 움직이지 않으려 하는 정(靜)적인 성향이 생기게 된다. 그런데 홀수, 즉 하나니 셋이니 이런 거는 하나가 짝이 안 맞기 때문에 짝을 채우기 위해서 동(動)적인 성향이 생긴다. 그래서 홀수를 양으로, 짝수를 음으로 배속 하는 것이다.

그런데, 이게 과연 어떤 의미가 있느냐? 실제 생활에 의미가 있느냐가 중요하다고 하겠다.

생활 속에서 음양의 의미를 갖는 예를 하나 들어보자.

유니섹스(unisex)라 하여 남자 옷인지 여자 옷인지 헷갈리고, 헤어스타일도 바로 앞에서 봐도 남자인지 여자인지 헷갈리는 사람들이 많은데, 남녀를 구분하는 제일 확실한 방법은 옷을 벗겨서 성기를 확인하는 것이다. 성기가 성을 결정하는 최후의 심벌이니까!

그런데 성기의 모양이 이렇게 숫자개념으로 되어 있다. 한 토막으로 되어 있는 것이 남성 성기의 모양이고, 두 토막으로 갈라져 있는 것이 여성 성기의 모습인 것이 신기하지 않은가?

진짜 일리가 있는지, 이런 원리와 같은 또 다른 예를 살펴보자.

우리가 쌀을 양(陽)에 해당하는 음식이고, 보리가 음(陰)적인 음식이라고 한다. 쌀은 봄에 씨앗을 뿌려 여름에 햇볕을 많이 받아야 가을에 많은 수확이 가능하다. 쌀은 양(陽)의 기운을 최대한 많이 받고 자란 곡물인 것이다. 보리는 거꾸로 가을에 심어 겨울에 냉기를 받고 자라니, 음기(陰氣)를 취한 것이다.

그래서 요리할 때도 보리는 쌀 보다 훨씬 오래 삶아야 익고, 속이 좀 찬 사람들은 설사하기 쉬운 것이다. 또 당뇨병 걸린 사람들이 보리를 먹으라는 이유도 녹말·당분·포도당 이런 개념을 도입한 설명방식도 있지만, 속의 진액을 말리는 내열이 많은 병을 당뇨로 볼 때, 그걸 서늘하게 식혀 주는 효과가 있다고 해서 보리를 먹는 개념도 있는 것이다.

그런데 쌀과 보리처럼 언제 씨앗을 뿌려서 언제 수확 하는지 등을 알면 그 음양 속성을 유추해 볼 수 있겠지만, 곡물가게에 가서 생전 처음 본 곡물이 많다면 그 생긴 모양을 보고서도 큰 패러다임을 결정할 수 있을 것이다.

처음 본 곡물이라도 모양이 짝수로 되어 있으면 "아 ! 이게 좀 음(陰)적으로 찬 성향이 있는 곡물이겠다. 한 토막 세 토막 이렇게 홀수로 되어 있으면 좀 양(陽)적이 따뜻한 성향이 있는 곡물이겠구나." 하고 이해할 수 있는 것이다.

이렇게 생긴 모양이나 숫자 등이 우리 기운의 본질을 이해하는 도구가 될 수 있다는 것이 우리 동양에서 발달한 통찰력이다.

상수학(象數學)에서는 이 숫자와 상징의 모형으로 많은 것을 해석하고 예지했다. 우리 언어 속에 "무슨 뾰족한 수(數) 없을까?" "그럴 수(數)가 없다." 등의 말은 여기에서 나온 것이다.

사물과 현상의 깊고 넓은 참 모습을 말과 글만으로는 다 표현해 내기가 어려워, 시각적 직관에 호소하는 부호나 이미지 도형 등의 상징으로 나타내었는데, 주역의 하도(河圖), 락서(洛書)가 그러하고, 만다라(mandala), 어스트롤로지(astrology), 타로(taro) 등에서도 그러하다. 또 생긴 모양에서 그 사람의 기운의 구조를 파악하는 관상에도 그러한 원리가 많이 들어가 있다.

그래서 나는 진료 중에 환자들이 육식을 어느 정도 먹어야 하는지 물어 오면, 이 원리에 따라 보통의 경우 식생활에서 1/7 내지 1/8정도의 육식을 하면 적당하지 않을까 한다고 얘기를 한다. 왜냐하면 우리의 이가 32개 정도이고, 그 중 송곳니가 4개다. 송곳니는 음식을 잡아 뜯기에 좋아 육식에 맞게 진화된 구조이고, 어금니처럼 편편한 이는 곡물을 갈기 위한 구조라고 보면 된다. 우리 인류는 예전에는 송곳니가 더 많았는지 모르지만, 지금의 모습으로 보면 4/32 즉 1/8이다. 그래서 그 정도의 육식이 적합한 구조일 것으로 추측해 볼 수 있다. 실제 현대 영양학이나 생리학 등의 측면에서도 그 정도면 적당하다고 생각한다.

이렇게 상(象)과 수(數)의 뜻을 해석하는 분야를 가장 어렵고 높은 경지의 학문으로 보는 것은, 자신의 마음을 맑게 닦아야 자의적인 해석이 아닌 참 의미가 보이기 때문이다.

삶과 우주의 근원적 원리에 다가가기 위해 날마다 겸허한 마음으로 정진하고자 다짐하고, 좌절하고 또 다짐하곤 하는 것이 우리 삶의 모습이리라.

이 세상의 만물은 다 변한다. 우리 눈에는 잘 보이지 않는 것도 사실은 느리게 변하고 있다. 이렇게 변하는 규칙을 설명한 것이 오행(五行)이다. 오행의 '행(行)' 자가 움직임을 뜻하는 것을 알 수 있다.

그 변하는 규칙을 다섯 가지 구성요소를 가지고 설명을 한 건데, 대개 목(木), 화(火), 토(土), 금(金), 수(水) 하는데, 설명하기 쉽게 수(水), 목(木), 화(火), 토(土), 금(金) 순서로 설명해 보겠다. 돌고 도는 거니까 순서만 맞으면 큰 차이는 없다.

오행에는 상생, 상극의 법칙이 있다. 우리 생활 속에서도 상생(相生)이다, 상극(相剋)이다 하는 말이 많이 쓰인다. "상생의 정치를 해야 한다." "이 음식과 저 음식은 상극이다." "나와 우리 시어머니와는 완전 상극이야." 등은 익숙한 말들이다.

상생은 어머니의 자애로운 생육처럼 보살펴 주고 북돋아 주는 에너지라면, 상극은 엄한 아버지처럼 자식을 웃자라지 않게 절제시키고 훈련시키며 통제하는 에너지다. 이렇듯 상극이라는 말이 꼭 부정적인 뜻만 있는 것은 아니다.

오행의 상생은 목>화>토>금>수>목>화>……. 순서로 움직여, 목생화(木生火), 화생토(火生土), 토생금(土生金), 금생수(金生水), 수생목(水生木), 목생화(木生火),…해 가는 것이다.

이는 할아버지가 아버지를 낳고, 아버지가 나를 낳고, 내가 아들을 낳고, 그 아들이 손자를 낳고 하는 식이어서, 우리 가부장적 사회에서 이름 지을 때 항렬의 순서도 이 순서로 지었다.

한자 부수(部數)에 금(金)이 있으면 그 아들은 부수에 수(水)를, 또 그 아들은 목(木)을, 다음에는 화(火), 토(土) 이런 식으로 상생 순으로 계속 나가게 한다. 다만 내 앞 글자에 항렬자를 넣었으면 그 아들은 뒤 글자에, 그 다음 아들은 다시 앞 글자에 넣는 식으로 하였다. 예를 들면 이 鍾O > 이 O雨 > 이 相O > 이 O炯 > 이 在O> 와 같은 법칙으로 나가게 된다.

또 상극은 한 칸 건너서, 목극토(木剋土), 토극수(土剋水), 수극화(水剋火), 화극금(火剋金), 금극목(金剋木), 목극토(木剋土)… 순으로 움직인다. 이 상극은 앞에서 얘기한대로 부정적인 뜻만 있는 것이 아니고, 오히려 야물고 딴딴하게 결실을 맺게 해주는 의미도 있다.

이렇듯 이 세상 어떤 일이든지, 그것이 고난을 주는 일이든, 기쁨을 주는 일이든 모두 의미가 있는 일이며, 그것이 주는 교훈과 긍정적인 측면을 볼 줄 안다면, 그것으로부터 단순히 위안만을 얻는 것이 아니라, 질병과 연관된 심리 치료 시에 놀랄 만한 치유 효과를 낼 수 있다.

음양오행으로 모든 사물의 특성과 현상을 해석하였는데, 거기에는 감정·방위·색깔·기운·계절 등 수많은 우리 생활 속의 요소가 다 여기에 배속된다. 하나씩 이해하면서 그 속에서 무엇을 활용할 수 있을지 살펴보자.

그리고 나와 내 파트너는 어떤 스타일인가? 어떻게 그 사람을 이해할 수 있을까? 어떻게 도와줄 수 있을까? 어떻게 더욱 합일된 섹스를 할 수 있을까? 앞으로 면밀히 잘 읽어보고 찾아보면 좋겠다. 성은 몸과 마음의 온전한 소통을 통하여 꽃피우는 종합예술 같은 것이어서 단순히 성기의 생김새와 기능만을 잘 안다고 되는 것이 아니다.

　나와 내 상대를 잘 알고 이해하는 폭과 깊이가 커질수록 차원
이 다른 멋진 섹스를 누릴 수 있게 되기 때문이다.

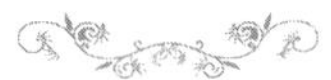

수(水) 에너지를 어떻게 활용할까?

수(水) 에너지는 우리 몸에서 신장 곧 콩팥에 배속된다. 동양 의학에서 신장의 개념은 소변을 걸러 내는 해부학적 신장만을 의미하지 않는다. 수(水) 에너지 개념으로 포괄할 수 있는 다른 기관들까지 보다 넓은 의미로 이해한다.

수(水) 에너지는 우리 자연 속의 많은 현상과 질서를 유추해 볼 때 씨앗과 견줄 수 있다. 콩팥의 생김새도 씨앗과 비슷하게 생겼다. 콩팥이란 말이 콩처럼 팥처럼 생겼다고 해서 콩팥이라고 부르는 것인데 콩과 팥이 곧 씨앗의 형태인 것이다. 생긴 모양이 강낭콩과 비슷하지 않은가? 그리고 우리 장부 중에 가장 아래에 위치해 있다. 씨앗처럼 가장 기본이 되고 토대가 된다는 뜻이기도 하다.

동양에서는 이런 오행 개념을 한의학 같은 건강 분야에만 쓰이는 것이 아니고, 다른 많은 동양 학문에서도 활용하였다. 넓은 뜻으로 보면, 수(水) 에너지는 기본적으로 휴식 · 저장 · 기억 · 응축 · 원기 · 정력 등의 개념으로 이해한다.

우리 인간에게 씨앗은 정액 정자를 말한다. 그리고 식물에 있어서도 씨앗이라는 것은 자기 생명의 에센스를, 유전자 정보를 기억 저장해서 다음 생에 전해주기 위해 최대한 응축해서 그 에너지를 모아서 휴식하며, 때를 기다리는 것이다. 그런 의미가 수(水) 에너지에 있다.

우리 몸에서 그 역할을 하는 장기가 콩팥이다. 색깔은 검은색에 배속되며, 방위는 북쪽이고, 기운은 차가우며, 감정으로는 공포다. 계절에선 겨울에 해당하고, 몸에 있어서는 뼈와 골수에 해당한다. 우리가 먹는 음식 중에선 쥐눈이콩, 오상(五常) 중에서는 지혜에 해당한다.

이 콩팥 기운은 근원을 의미하므로 원기, 정력과 관계있다. 한국의 남자들이 정력제를 많이 찾는데, 이를 대개 보신제라 부른다. 몸신(身)자 써서 보신(補身)이라고도 하지만, 이 콩팥을 보호한다고 해서 콩팥 신(腎)자 써서 보신(補腎)이라고도 한다.

그런 것들이 주로 검은색 음식이 많은 게 사실이다. 검은 장어, 검은 깨, 검은 콩이니 하는 것들이 남자 정력에 좋다더라 하는 얘기가 있는 것도 그 기운이 수(水) 에너지, 즉 콩팥의 기운으로 잘 가기 때문인 것이다.

정력이라는 것은 성적인 에너지, 스태미나라는 의미도 있지만 꼭 그런 것에 국한되지 않고 모든 일에 정력적인 것을 말한다. 근원적 원기가 튼실한 것이다.

아침에 발기 안 되는 사람에겐 돈도 꿔 주지 마라 하는 말도,

성적인 에너지가 왕성한 사람에게는 뱃심과 배짱, 저력과 힘 있게 밀어붙이는 원기 에너지가 있다는 경험에 의한 것이고, 그렇지 못해서 늘 소심하고 조마조마한 사람은 사업에 성공할 확률이 적은 걸 유추해서 나온 것이다.

한의학에서 보면, 모든 오행의 요소가 다 중요하지만 근원적인 에너지가 튼실하면 만사가 좋지 않겠냐 해서 한의학에서도 이 기운을 특히 중시하는 학파(學派)가 있다.

그리고 그 기운은 차가운 기운인데, 다음 해 심을 씨앗으로 쓰는 씨나락(볍씨)의 경우, 차가운 곳에 보관해야 곡식이 잘 여문다고 한다. 실제로 백합을 키우는 분들에 의하면 백합 구근(球根)을 냉동실에다 아주 잘 얼려 두면 훨씬 많은 수확을 한다고 한다.

겨울이 추워야 그 다음해 풍년이 드는 이치도 같은 뜻이리라. 수(水) 에너지는 응축의 에너지이기도 하므로 강하게 응축할수록 그 다음에 그 만큼 더 강하게 발생하는 이치가 스프링에서도 있지 않은가?

씨앗은 차가워야 된다. 그래서 예전에 어른들이 "사내아이 불알은 얼려서 키워라." 하는 지혜가 나온 것이다.

남성 기관 중에 고환이 체외로 안 나오고 복강 내에 들어가 있으면 빨리 수술해 줘야 한다. 고환은 신체보다 최소 1도 이상 낮아야 된다. 그렇지 않으면 정자가 이상해진다. 죽거나 불구이거나 수가 적어지거나 한다.

7~8년 전에 TV에서 조사한 걸 보니까, 대개 우리가 알고 있는 직업 중에서 운전기사들이 다리를 붙이고 늘 고환이 따뜻해지기 쉬운 자세로 일하기 때문에 정자 상태가 좀 안 좋을 것이라고 예상하고 실험 했는데, 역시 예상대로였다.

그런데 충격적이게도 40대 운전기사보다 정자 상태가 더 안 좋은 그룹이 바로 젊은 남자 대학생이었다. 꽉 낀 삼각팬티와 꽉 낀 청바지를 입는 젊은 그룹이 오히려 40대인 운전기사들보다 안 좋았다.

불임의 약 40%가 남성이 원인이고, 이 추세는 증가하고 있다. 우리의 잘못된 의복습관이 불임의 원인이 되기도 하고, 정력을 약해지게도 하는 것이다. 정력이 좋아지고 싶으면 오늘부터 통풍이 잘 되는 속옷으로 바꿔 입기 바란다.

그리고 감정으론 공포와 관련이 된다. "너무 무서워 불알이 확 오그라들었다." 이런 표현이 있는데, 공포에 접하면 콩팥도 병리학적으로 이렇게 오그라드는 기운이 생긴다. 그래서 후천적으로라도 공포의 상황을 많이 겪으면 우리 오장육부 중에 손상을 가장 먼저 많이 받는 게 콩팥이다. 거꾸로 콩팥이 안 좋은 사람은 잘 무서워한다.

내가 7년 전에 미국 듀크(DUKE) 의과 대학에 1년 가 있을 때, 유난히 구석에 처박혀 괜히 무서워하는 정신병 환자에게 수(水) 경락의 오행 속성 중 수(水)에 해당하는 경혈에 침을 놓으니 훨씬 좋아지더라는 정신과 의사의 발표를 들은 적이 있다. 서양에서도 이런 개념을 받아들이고 활용하고 있는데 우리는 잘 모르고 무시하는 것은 안타까운 일이다.

주변에 누가 자주 무서워하거나 조그마한 일에도 잘 무서워하는 사람이 있다면, 콩팥이 약하다 생각할 수 있다.

계절은 겨울에 해당한다. 씨앗을 저장하는 때도 주로 겨울이다. 그래서 무언가를 준비하고 저장하며 휴식을 취하고 때를 기다리는 생활방식이 우리가 순리에 맞게 겨울을 보내는 방법이다.

또 우리 몸의 구조를 한 번 살펴보자.

우리 몸의 가장 속에 있는 것이 뼈다. 우리 몸의 가장 근간이 되는 것이 뼈이므로 우리가 건물을 지을 때도 먼저 뼈대부터 세우는 것이다. 또 더 속에 있는 것을 따져 보면 뼛속에 있는 골수, 뇌수도 있다. 뇌수도 수(水)에 해당한다. 그래서 저장 기억과 연관이 된다.

기억력이 떨어지는 사람의 경우 콩팥 기운을 튼실하게 해주면 좋아진다. 그리고 치매 같은 경우도 구조적인 이상이 있기 전에 주로 뇌수의 양이 쪼그라든다는 것이니, 수(水) 에너지 기능을 돕는 한약이나 흔히 말하는 정력제라는 것을 넣어 주면 치매 증상을 완화시켜 주는 효과가 있다.

또 우울증, 신경증 등 뇌호르몬 분비물질 등의 부조화의 원인도 많은 경우 성(性) 에너지의 문제로 보는데, 이런 수(水) 에너지

개념의 한약이나 음식이 도움 된다. 성(性) 에너지가 우리의 근원 에너지인 까닭이다. 그래서 어린 학생들이 자위행위를 많이 하면 기억력이 떨어지고 뼈의 성장도 느리게 된다.

그러면 우리가 알고 있는 음식 중에서 도움되는 것은 없을까? 물론 있다.

쥐눈이콩이 있는데, 까맣고 쥐눈처럼 생겼다고 해서 쥐눈이콩이다. 한자로는 서목태(鼠目太)라고 한다. 쥐서 자, 눈목 자, 콩태 자이다.

이 까만 쥐눈이콩이 어디에 좋다더라 해서 곡물 가게에 가 보면, 검은콩 중에 큰 것도 있고 작은 것도 있다. 그러면 어느 것이 더 좋은 것일까? 수 에너지의 특성은 응축이 강한 것일수록 수 에너지의 특성이 강한 것이다. 그래서 작고 딴딴한 까만색이 훨씬 수(水) 에너지가 강한 것이다. 크고 약간 물렁물렁 한 것보다는 작고 딴딴하게 응축된 콩을 고르기 바란다.

생긴 모습에서 그 사람의 기운의 구조와 성향 패턴을 이해할 수 있는 관상에서도 '점칠지안(点漆之眼)' 이란 표현이 있다. 옻칠 같은 까만색으로 점을 찍어 놓은 듯 작고 응축력이 강한 눈을 말한다. 눈 중에서도 가장 지혜로운 눈으로 이 점칠지안을 최고로 치는 것도 수 에너지가 지혜에 해당하기 때문이다. 깊은 근원적 원리를 이해하고 많은 정보를 흡인력을 갖고 응축시켜서 때를 기다리는 태도가 수 에너지의 모습이니 어찌 지혜롭다 하지 않을 수 있겠는가?

그래서 요즘 쌍꺼풀 수술이 크게 유행하는 현상을 보면서 떠오르는 생각이 있다. 이 수술은 꼭 필요한 사람 아니고는 다시 생각해 볼 필요가 있다. 왜 그런가?

눈동자는 수(水) 에너지의 진수가 나타나는 것으로 지혜의 상징이고, 지혜의 물길은 유장(悠長)하게 깊고 길어야 좋은 것인데, 너무 눈동자를 일부러 크게 드러내는 것은, 깊은 특성 때문에 적당히만 드러내야 할 보석을 너무 천박하게 드러내서 그 가치를 떨어뜨리는 것으로 동양에선 보기 때문이다.

그런데 이런 수(水) 에너지가 많은 사람이 좋은 점만 보이느냐 하면 꼭 그런 것은 아니다. 이들이 곧잘 듣는 잔소리가 있다.

잠이 많다는 것이다. 수(水) 에너지가 휴식을 담당하기도 하기 때문이다. 그리고 많은 지식과 지혜가 저장되지만, 막상 실천의 문제에 있어서는 잘 안 움직이는 특징 때문에 다른 사람들을 답답하게 하기도 한다.

우리가 늙는다는 것을 동양에선 수(水) 에너지의 고갈로 본다. 쪼글쪼글해지는 노인에겐 수(水) 에너지, 즉 정(精)이 부족 한 것이다. 그래서 정(精)을 잘 관리한 노인은 젊은이 못지않은 기력으로 노익장(老益壯)을 과시할 수 있다. 반면 근원적 에너지인 정(精)을 잘 관리 하지 않으면, 50살도 되지 않아 생기를 잃어버리기도 한다.

성도인술은 그래서 노년에도 기력을 유지하며 건강하게 살 수 있는 최고의 양생법이 되기도 한다. 물론 욕심과 스트레스를 줄이고 자연과 벗 되어 즐거운 마음을 갖는 것 또한 중요한 요소이다.

또 수(水) 에너지가 부족한 사람의 경우에는 성생활에서 침실을 꾸밀 때 고요하고 좀 어둡고 차분하게 하는 톤이 도움이 될 것이다. 검은색 속옷도 자신을 섹시하게 보이게 할 뿐 아니라 은연중에 정수(精水)가 은은히 차오르게 한다.

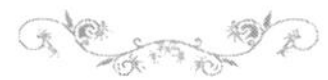

목(木) 에너지를 어떻게 활용할 것인가?

목(木) 에너지는 우리 몸에선 간(肝)에 배속된다. 간은 꼭 떡잎같이 생겼다. 만지면 느껴지는 찰랑찰랑 부드러운 질감도 쌍떡잎식물의 떡잎과 비슷하다.

씨앗 다음에 나오는 것이 떡잎인데, 그럼 이 떡잎이 하는 일이 뭐겠는가?

시작, 발생하는 일이다. 계속 가지를 내고 잎사귀를 키우기 위해 바쁘다.

이런 가지 뻗는 이치에서 조리(條理)라는 말이 나왔고, 한자로 가지 조(條), 이치 리(理) 자인데, 가지를 뻗는 이치란 뜻인 것이다.

우리가 말을 조리 있게 한다는 것은 "여기 한 뿌리에서 두 갈래 가지가 이렇게 나왔는데 이 가지는 이러이러한 이유로 적당하지 않은 것 같고, 이쪽 가지로 가야 하는데 또 세 갈래 길이 나온다. 이쪽은 이러이러해서 아니고 저쪽은 저러저러해서 아니고 그래서 여기로 가면 꽃이 있다." 이런 식으로 착착 가지를 치듯 얘기하는 방식 그 이치가 조리이다. 그래서 이 목(木) 기능이 왕성한 사람은 이렇게 얘기하는 방식을 좋아한다. 습관적으로 자기 기운이 그렇기 때문에 자기도 모르게 무의식적으로도 그렇게 되기 쉽다.

우린 전부 선천적으로 목, 화, 토, 금, 수 다섯 기운의 조합이 어떻게 배치되어 있느냐가 각자가 다 다르게 되어 있다. 이 선천적 오행 조합의 배치에 좋고 나쁨은 없다. 어떤 특징이 있느냐를 아는 것일 따름이다.

당신 사주는 좋아 나빠, 당신 관상은 좋아 나빠, 당신의 별자리 배치가 좋아 나빠, 이런 것 보다는, 나는 어떤 특성의 패턴인지를 아는 게 중요하다. 그 특성에 따라서 그 역할들이 이 세상에 있는 것이고, 그 역할 모두는 다 우열이 없이 모두 중요하고 아름다운 일인 것이다. 예를 들어 내가 순두부로 태어나고 그대가 망치로 태어났다면, 순두부가 망치에게 "넌 왜 그렇게 경직 되어 있니? 나처럼 유연한 점이 있어야지." 하며 요구하는 것이 옳은 충고일까? 또 망치가 순두부에게 "넌 왜 그리 물러 터졌니? 좀 강인한 맛이 있어야 하는 것 아니니?" 라고 말하는 것도 적절치 않다.

누구나 그대로 이 존재계에 중요한 의미가 있는 것이니, 있는 그대로 그 다양성을 봐주고, 이해해 주고, 조화를 맞추어 가는 것이 진정한 목표이리라.

목(木) 에너지는 색깔로 보면 녹색이다. 예전에 동양에선 청색으로도 표현 했다. 예를 들어 푸른 나뭇잎이라고 표현했는데 녹색으로 표현 하는 게 요즘은 더 맞을 것 같다. 청춘이라는 표현도 푸른 봄이라는 뜻인데, 봄에 블루의 색깔이 많아지는 것보다는 녹색의 생명력이 많아지는 것이니, 옛사람들의 표현의 차이로 이해하면 되겠다.

방위는 동쪽이고, 계절은 봄에 해당하고, 기운은 따뜻한 느낌이다. 또 노(怒)하는 감정과 관련되어 있다.

여기서 이 분노하는 감정을 한번 살펴보자. 우리가 분노할 때 확 기운이 치솟아 뻗어나가는 느낌이 있다는 것을 느낄 것이다. 이것이 목(木) 에너지의 쭉 뻗어가는 느낌과 닮은 것이다.

그래서 목(木) 에너지가 지나칠 때 잘 화내는 특징이 있다.

그런데 또, 큰 바윗돌이 위에서 강하게 누르고 있어도 그 압박을 이겨내고 어떻게든 뻗어 나와서 떡잎을 드러내는 것을 볼 때, 그 연약한 것에서 어떻게 그런 생명력이 나올까, 신기할 수밖에 없다. 간이 재생력이 가장 좋은 장기여서 10%만 건강해도 모두 다시 재생시킬 수 있다는 것도 이 놀라운 생명력 때문이리라.

그런데 또 이 성질 때문에 힘든 경우도 있다. 위에서 누르고 있는 바윗돌이 세상을 살면서 불가피하게 마주치게 되는 여러 제약들이랄 수 있는데, 목(木) 기운이 지나치게 왕성하면 이런 상황을 적절히 인정하고 순응하거나 체념하는 것이 잘 안 된다. 기어이 떡잎이 삐져나오듯 나와야만 한다고 생각한다.

그런데 세상 일이 어찌 그리 녹록하기만 한가 말이다. 이 때 쉽

게 병이 나기 쉽다. 한의학에선 이를 간기억울(肝氣抑鬱)이라 하
는데, 간의 뻗어 나가는 기운이 억눌리고 울체되었다는 이야기
다. 요새 표현으론 스트레스가 정확한 표현이 되겠다. 심리학뿐
아니라 물리학에서의 스트레스의 정의도 이와 같다.

그래서 간 기능의 부조화를 가진 경우 스트레스에 더욱 민감
하다. 이럴 때 화를 잘 내는 것은 일시적으로 확 치솟아 뻗어나
가는 기운이 답답함을 소통시켜 주는 느낌이 있기 때문이다. 그
러나 일시적으로 시원하다고 자꾸 화를 내게 되면, 궁극적으로
는 간의 음혈을 말리게 되어 더욱 좋지 않게 된다.

그래서 가족 중에 간병(肝病)을 심하게 앓는 분이 있어 간호하
다 보면 서운할 때가 많다. 힘들게 병 수발해 주는 사람에게도
더러 버럭 화를 내거나, 신경질 부리는 경우가 종종 있으니 말이
다. 환자 자신도 바로 그 다음 순간 후회하는 경우가 많은데도,
자기도 모르게 답답함을 견디기 힘드니까 그 출구로 그러는 것
이다. 보호자도 널리 이해해 줘야 할 일이다. 환자가 병 수발하는
자신의 수고를 몰라주는 배은망덕한 사람이어서 그런 것이 아닌
것이다.

또 목(木) 에너지는 근육의 병과 관계가 많다. 많은 노동 등으로
근육에 쌓인 피로, 간 해독에서도 그러려니와, 목(木) 에너지는 풍
(風)병과도 관련이 있어 중풍(中風) 등으로 근육이 뒤틀리고 잘
못 쓰는 것도 한방에선 심장과 더불어 간과 유관하게 본다.

요즘 난치병을 고치기 위해 녹즙을 많이 마시는데, 물론 그 식물의 생명력을 마시는 것이어서 어떤 병에도 도움이 되지만, 녹즙 중에서 녹색이 간염, 간경화 환자들에게 더 연결되는 경우가 많다. 물론 거기서 더 구체적으로 그 재료가 어떤 것이냐에 따라서 차이가 있겠지만 일반적으로는 그렇다. 미나리ㆍ케일ㆍ양상추 등이 간병(肝病)에 권할 만한 녹즙 재료이다.

그리고 목(木) 에너지는 오상(五常) 정신 중 어질 인(仁)에 해당한다. 그래서 목(木) 에너지가 강한 사람은 신경질을 잘 내지만 대신 불쌍한 사람을 보면 자기 피곤한데도 불구하고 불쌍하고 측은하게 여기는 경우가 많다. 남의 일까지 마음 쓰는 경우가 많다.

목(木) 에너지는 나무가 뻗어 나가는 듯한 구조로 생긴 신경조직과 연관이 깊어 신경의 감수성에 중요한 역할을 하며, 성생활에서 남성에겐 발기력과 관계가 깊다. 만약 목(木) 에너지가 부족한 사람이라면, 침대를 꾸밀 때 생명력의 색깔인 녹색 톤이 좋을 것이다. 속옷도 과감하게 원색적인 녹색으로 입어보라.

또 목(木) 에너지와 화(火) 에너지의 상생관계를 땔감과 불꽃으로도 비유할 수 있어 목(木) 화(火) 상호작용이 불꽃의 폭발 같은 오르가즘과 극치감을 느끼는데도 중요한 요소가 된다.

화(火) 에너지를 어떻게 활용할 것인가?

　화(火) 에너지는 우리 몸에서 심장에 해당하고, 생긴 것도 하트 (heart)로 표현되는 그림처럼 꽃의 모양새와 닮아 있다.

　화(火) 에너지는 식물의 일생으로 볼 때 씨앗에서 떡잎이 나와 최대한 많이 가지와 잎사귀를 편 다음 꽃을 피우는 단계다. 음양으로 따지면 양(陽)의 마지막인데, 양(陽)의 마지막 목표는 꽃을 가지마다 봉오리마다 최대한 많이 피우려 하는 것이다. 문학적 표현으로도 '많은 꽃을 피웠다'는 것이 어떤 삶의 한 고비를 넘어 목표를 이룬 것이지 않던가?

　화(火) 에너지는 일반적으로 분열 발산의 뜻이 있고, 색깔은 붉은색에 해당한다. 방위는 남쪽이고, 기운은 뜨거우며, 감정은 웃음이다. 그래서 화(火) 기운이 왕성한 사람은 얼굴색이 좀 환하고 밝은 경향이 많다. 그래서 웃는 낯인 경우가 많은데, 집에서 무지 속상한 일이 있어서 왔는데도 다른 사람에게는 세상 걱정 없는 사람으로 보일 때도 있다.

　웃는 것이 너무 너무 현대인들한테 중요하다. 정말 배꼽이 빠질 만큼 크게 한 번 웃으면 백 몇 가지 근육이 작용하고, 좋은 호르몬이 나와 그 효과가 엄청나다.

그런데 이것도 어떤 사람에겐 지나치면 병이 될 수도 있다. 지나치게 웃음이 많은 사람이 주로 심장이 약한 사람이다. 웃기는 얘기를 들으면 대개는 하하하 웃고는 어느 정도 시간이지나면 멈추는데, 저 구석에서 너무 괴로워하면서 계속 힘들게 웃는 사람이 있다. 한숨을 쉬어가면서 심장을 감싸 안고 소리도 크게 못 내고 웃는데, 웃는 것 자체가 본인 심장이 감당하지 못하는 부하(負荷)로 느껴져, 나중에 그렇게 웃고 나면 심장이 좀 힘든 느낌을 갖게 된다. 그런 사람들은 너무 많이 웃으면 심장이 더 약해질 것이다. 모든 것이 상대적이며 그래서 고정된 처방이 없는 것이다.

계절은 여름에 해당하고, 혈맥의 병과 관계가 있다. 그래서 혈관의 문제로 야기되는 중풍을 비롯하여 혈액 관련 질환에서 화(火) 에너지의 문제를 발견할 수 있다.

화(火) 에너지와 생활 속에서 유관한 것 중 치자가 있다. 옛날에는 물을 들이는데 쓰기도 했는데, 치자로 물을 들이면 약간 주홍색 비슷해서 노란색 같기도 하고 붉은색 같기도 한데 붉은색으로 본다. 치자가 심장의 열을 식혀주는데 요새 현대인들한테 참 많이 쓰는 좋은 약이다. 맛은 씁쓰레하긴 한데 이런 쓴맛이 화(火)의 열을 내려 주는 효과가 있다.

자동차에 치자를 백미러에 장식용으로 걸어 두기도 하는데, 특히 남편이 심열(心熱)이 많은 사람이라면 남편 차에 걸어 두면 도움이 된다. 굳이 안 먹어도 이 에너지는 파동으로 우리가 느껴지는 점이 있어서 어느 정도는 효과가 있다.

예를 들어 남의 차가 끼어들 때 "이런 XX"하고 쌍시옷 자가 바로 튀어 나오고, 나가서 막 주먹다짐하고 하는 것은 이 심열(心熱)이 많아서이다. 호흡을 깊게 해서 느긋하게 생각하지 않고 바로 행동과 주먹이 나가게 되는 그런 사람들한테 치자를 걸어 주는 것은 보기에도 좋고 기운에도 좋다.

이런 사람들이 분열 발산의 특징이 있어서, 불이 확 타고 나면 그 사취도 없듯이 좋은 측면으로는 회통히고 뒤끝이 없다. 다른 측면으로 보는 사람은 그 사람을 정신없다, 너무 급하다고 보게 된다. 급해서 말이 굉장히 빠르거나, 오히려 더듬는 경우도 있다. 생각은 급히 나가는데 말이 이를 못 따라가는 경우이다.

목(木) 에너지가 왕성한 사람이 조리 있게 설명하는 특성이 있는 반면, 화(火) 에너지가 왕성한 사람은 "이 뿌리에서 이렇게 두 가지로 나뉘었다가, 이것은 이래서 안 되니까 이리로 가고, 그런데 또, 세 갈래……. 아! (한숨) 꽃! 꽃이 그냥 여기 있잖아!!! 응? 응?" 이렇게 차근차근 가지를 뻗기 보다는 과정을 줄이고 바로 결론인 꽃으로 가 버리는 경우가 많은 것이다.

그런 사람들이 그래서 또 예의는 많이 갖추는 특징도 있다. "예(禮)는 밝음이다." 하는 말도 그런 맥락에서 이해되는 말이다.

이런 목(木), 화(火) 에너지는 쉽게 빨리 오르가즘에 가는데 중요한 역할을 한다. 화(火) 에너지는 화려하게 분열 발산하는 에너지여서 폭발하는 오르가즘과 관련이 많다. 목(木)과 화(火)의 상생관계를 땔감과 불꽃으로도 비유할 수 있어, 목(木) 화(火) 상호작용이 오르가즘 같은 극치감을 느끼는데 중요한 요소가 된다. 물론, 다른 오행과의 상호작용에 의해서도 여러 가지 변화가 생기는 것은 당연하다.

화(火) 에너지가 부족한 사람이라면 붉은색 톤으로 침대를 정열적으로 꾸며 보라. 속옷도 과감하게 원색적으로 붉은색으로 갈아입어라. 오르가즘에 큰 도움이 될 것이다.

토(土) 에너지를 어떻게 활용할 것인가?

토(土) 에너지는 우리 몸에서 비(脾), 위장(胃臟)에 배속된다. 일반적 개념은 중재 · 포용 · 변화 · 중심 등의 뜻이 있다. 색깔은 황색이고, 방위는 중앙이다. 위장도 우리 장부에서 가운데 위치하고 있다.

중심이라는 개념이 좀 어려울 수도 있다. 이게 지축(地軸) 같은 거라고 생각하면 도움이 될 것이다. 지구는 23.5도 기울어져서 돌고 있다. 꼬챙이가 꽂아져 있는 것도 아닌데 이렇게 꽂아져 있는 것처럼 돌고 있는 것으로 봐서, 이 중심의 역할이 분명히 있다는 것을 알 수 있다.

우리 몸의 중심의 역할을 하는 것을 중앙 토(中央 土)라고 표현하고 비, 위장이 그 중심의 역할을 한다고 보는데, 신기한 것은 이 위장도 지축의 중심처럼 23.5도 정도 기울어진 모습이라는 것이다. 인체가 소우주라는 말이 실감나지 않은가?

병이 하나 생기면 영향이 상생상극으로 미쳐서 다른 장부까지 다 나빠지는 경우가 많다. 물론 가장 근원의 문제를 일으킨 장부를 찾아 그것을 중점적으로 치료하지만, 여러 장부의 상태가 극도로 안 좋을 때엔 제일 먼저 위장을 다스리는 것을 먼저 한다. 먹지 못 하면 그 약이 영향을 미쳐서 간으로 갈지 폐로 갈지 콩팥으로 갈지 일단 갈 수가 없으니까 그렇다. 그래서 비, 위장을 후천(後天)의 근본이라 한다. 수(水) 에너지는 선천(先天)의 근본이어서 부모로부터 원기로서 태어날 때 받고 나는 것이고, 토(土) 에너지는 후천적으로 잘 섭생 하느냐에 따라 달라지는 것이다.

위장은 하는 일도 뭔가 들어오면 떡이 들어왔든지 고기가 들어왔든지 다 포용해서 죽처럼 변화시켜 필요한 곳에 보내 주는 중개소 역할 같은 걸 한다. 그래서 포용, 중재, 원만함의 성격적 특성은 주로 비,위장에서 나온다고 본다.

감정 중에서는 생각하는 기운에 해당한다. 그래서 위장이 약한 사람의 특징이 우리가 보기에는 쓸데없는 생각을 굉장히 많이 한다. 밤새 생각으로 탑을 쌓고, 집을 짓는데, 집을 5층을 지었다가 3층을 지었다가 무너뜨렸다가 다시 지었다가 페인트칠을 했다가 밤새 계속 가만히 앉아서 그러고 있는 것이다.

자기도 그게 괴롭고, 좀 단순해지고 생각을 비우고 싶은데 위장이 약하면 그게 어쩔 수 없이 그렇게 되는 것이다. 그러니 우리가 타인을 이해하고 보면 자기 생각에 답답한 면이 보이더라도 너무 다그쳐서 뭐라고 그러지 않는 것이 서로에게 현명하다. 자기도 안 그러고 싶지만 그렇게 되는 그 심정도 좀 헤아려 주어야 한다.

비위가 기육(肌肉) 즉 살과 관련이 있어서, 살찌고 싶어서 너무 고민인 사람, 살 빼고 싶어서 너무 고민인 사람 모두 비위 토(土) 기운의 부조화가 원인이 되는 경우가 많다.

저사람 비위가 참 좋다하면 음식에 대한 비위도 그렇고 교우 관계에 대한 비위도 좋다는 것을 뜻한다. 비, 위장이 약하면 자기 의향에 맞지 않는 이야기를 들을 때 금방 피곤해져서 견디기 힘들어 인간관계가 좁고 까다로울 수 있다.

반면 비위가 좋은 사람의 경우는 이 사람이 무슨 얘기를 하면 "어! 그래그래 네 말이 맞다." 하다가, 다른 사람이 정 반대의견을 말하는데도 "어! 네 말두 맞네! 정말" 하는 식이 많다

그래서, "자식! 이래도 응, 저래도 응, 뭐야?" 해서 답답해하는 사람도 생긴다. 토(土) 기운이 왕성한 사람은 좋게 보면 포용력이 있어 보이고, 나쁘게 말하면 줏대가 없어 보인다. 느끼해 보이기도 하고…….

잠깐, 여기서 이런 얘기를 해보자. 그 사람의 에너지는 똑같은데 어떤 사람은 그를 포용력 있게 보고, 어떤 사람은 그를 느끼하다고 보는 걸까?

사람의 에너지는 평가가 필요 없는 것이다. 그냥 그러할 따름이다. 그 사람을 느끼하게 보는 것과 포용력 있게 보는 것은 보는 사람들의 에너지 구조 때문이다. 상대가 문제가 아니라, 다 내 에너지 때문인 것이다.

그 사람이 느끼하게 보이느냐, 포용력 있게 보이느냐는 내 에

너지 때문이라는 게 무슨 소리인가?

　오행의 다섯 가지 기운이 내 안에서 다 조화를 이루는데 있어, 상대의 토(土) 기운이 내 안으로 들어와 내 몸속에서 조화를 이루는데 도움이 될 때, 준 것 없이도 그 사람이 포용력 있어 보이고 좋아 보인다.

　하지만, 토(土)기운이 나한테 조화를 이루는데 부담이면, 이 사람이 느끼하고 줏대 없어 보이고 그런 것이다. 그 사람의 잘못이 아니다.

　우리가 사람을 볼 때 싫다는 어떤 평가의 마음이 느껴지면 꼭 그렇게 생각해야 할 것이다. 저 사람에게 많은 기운이 내가 필요 없을 따름이고 그 에너지가 나한테 부담인 것 같다는 사실을 말이다. 또 나는 누군가에게 그렇게 내 에너지를 남에게 보내기도 하고 있을 것이다. 그 에너지 자체에는 아무 죄가 없다. 내가 필요한가? 아닌가? 의 차이만 있을 뿐이다.

　그래서 예전에 오행(五行) 공부는 소인(小人)을 면하기 위해서 해야 한다고 했다. 유학에서는 인간을 소인(小人)과 군자(君子)로 나눴는데, 소인은 항상 모든 일을 남의 탓이라고 하고, 군자는 항상 내 탓이라고 한다고 했다.

　그런데 군자가 분명히 남 때문에 일을 망쳤다고 원망하고 증오하는 생각을 하면서도, 내 탓이라고 말하면 모든 상황이 근사하게 보일 것 같아서 그렇게 말한다면 그것은 진정한 군자가 아니라 이중적이고 위선적인 것이다. 진정한 군자는 이 원리를 밝게 알기 때문에 명명백백한 사실로서 그렇게 말 하는 것이다.

그래서 내가 이 동양의 학문들을 배우면서 인간패턴이 다양한 걸 알게 되어 너무 많이 행복해졌다. 머릿속으로만 "이게 좋은 사람의 태도다. 그러니 이렇게 너그럽게 행동해야지." 하면 이것은 꼭 마음에 앙금이 남는다. 그리고 그 앙금은 언젠가 엉뚱하게 왜곡되어 폭발되고 만다.

이런 원리를 온몸으로 느껴서 사람을 이해하게 되면, 이해하는 폭이 넓어지는 만큼 행복해지는 것 같다.

우리가 인간관계를 안 하고 살수는 없으니까 많은 인간관계 속에서 이해의 흐름이 잘 흘러간다면 이 얼마나 행복하겠는가? 이런 것들을 이제 우리가 생활의 필수적 지혜로 받아들였으면 좋겠다.

다시 본론으로 돌아가서, 재미있는 일화 하나 들어보자.

옛날에 중국에는 황제가 있고 각국에 왕들이 있었다. 그런데 어느 왕이 난치병에 걸려서 별의별 치료방법을 다 써 봐도 효험이 없었다. 그 때 문지(文摯)라고 하는 명의가 제자 하나를 데리고 전국을 돌다가 소문을 듣고 그 곳을 가게 되었다.

신하들이 그들을 보고 "당신이 왕의 병을 고칠 수 있겠느냐?" 고 물었다. 이 명의가 딱 쳐다보고는 곧 이 왕의 병을 알았는데, 의외로 대답이 황당했다. 왕이 굉장히 화낼 만한 말을 해 버린 것이다.

이에 왕이 화를 버럭 내며 "네 이놈!" 했다. 그런데 이 명의는 또 한번 왕을 더 화나게 하는 말을 했다. 대노한 왕은 이 명의와 제자를 곤장을 쳐서 내쫓으라 명령하기에 이르렀다.

제자가 느닷없는 매를 맞고 쫓겨 나오면서 "아니? 스승님, 우리 죽을 뻔 했어요! 왜 그러셨어요?" 하니까, 스승은 엉뚱하게도 미소를 지으며 "이제 그 왕은 병이 거의 반 이상 나았다"고 대답을 하는 것이었다.

이 일화를 통해서 우리는 몇 가지 원리를 알 수 있다.

첫째, 예전의 명의는 보기만 하면 안다는 것이 거짓말이 아니고, 음양오행의 원리를 깊이 알면, 생긴 모양과 목소리 같은 걸 통해 음양오행의 과부족(過不足)을 알 수 있었다는 뜻이다. 그러니까 보기만 하고도 명의가 그 왕의 병을 안 것이다. 목소리에도 음양오행이 있으니까 그 또한 진단 포인트가 됐으리라.

둘째, 이 왕이 어떤 사람이었냐면, 생각이 아주 많은 사람이었던 것이다. 왕도 여러 스타일이 있는데, 전제적(專制的) 군주형으로 "잔소리 말고 내 말대로 이렇게 해!" 하고 말 안 들으면 뭐 그냥 죽이고, 이런 사람이 있는 반면, "전하! 이래야 되옵니다. 꼭 빨리 조치해 주십시오." "전하! 그건 아니 되옵니다 이렇게 해야 되옵니다." 하며 신하들이 의견을 달리하면 어떻게 중재해야 되나 고민하는 스타일도 있다.

<동의보감>에 의하면, 생각이 많으면 기가 맺힌다고 나와 있는데, 그래서 기가 맺혀서 딱 풀리지 않은 것이 중요한 병의 모

습이었던 것이다. 바로 정신적인 요소가 치료가 안 되니까 치료가 잘 안 된 것이었다.

이럴 때는 상생의 개념으로도 도움을 줄 수 있겠지만, 상극으로 치료하는 방법이 더 효율적이다. 그래서 목극토(木剋土)한 것이다. 목(木) 에너지로 맘껏 화를 내어서, 생각으로 맺혔던 답답한 토(土) 에너지를 풀어 준 것이다. 마치 흙으로만 뭉쳐 있어 답답한 땅에 나무가 뿌리를 내려 흙의 소통을 도와주는 형상이다. 이를 목극토(木剋土)라 한다.

임금이 워낙 우유부단하고 생각이 많고 이 사람 저 사람 얘기에 마음이 약해져 스스로 기를 맺히게 하고, 평소 맘껏 화도 못 낸 스타일이었으리라. "화를 내는 것은 만백성의 어버이이신 왕이 해서는 안 될 일이라"는 말이 왕의 가슴을 무겁게 했을 것이다. 신하들은 또 이 마음 약한 왕이 화내기 어렵도록 기술적으로 말을 했을 것이다.

그래서 이 명의가 왕으로 하여금 화를 맘껏 낼 수 있는 좋은 명분을 준 것이다.

참으로 아름다운 이야기다. 그 명의는 자기의 목숨을 걸고 한 일이다. 그렇지 않으면 그 왕은 치료가 되지 않으니까!

물론 왕의 착하고 유(柔)한 마음도 알았으니까 죽이기까지는 않으리라는 것을 알았을지도 모르지만 말이다.....

이렇게 목극토(木剋土)의 원리로 정신적으로 치료했던 일화들이 많이 있다. 그래서 때론 높은 산에 올라가 화를 내듯 소리도 지르고 하면서 치료효과를 낼 수도 있는 것이다. 그 외에도 맘껏 웃거나 울고, 실컷 화를 내 풀어낼 수도 있을 것이다. 모든 것은 상대적이어서 모든 것에 정해진 법은 없는 것이다.

　요즘 황토방과 황토내의, 황토침대 등이 인기가 있다. 황토란 모든 것을 중재하고 변화시키며 부드럽게 완화하는 작용도 있다. 중금속이나 환경오염에 많이 노출된 현대인들이 황토방에 가서 황토의 변화 중재 해독 작용으로 효과를 보는 것이다. 오상(五常)정신 중에선 신(信)에 해당한다.

　토(土) 에너지는 계절로 보면, 환절기와 장마철에 해당한다. 어떤 변화를 포용해서 부드럽게 변화가 연착륙 되도록 중재하는 모습이 환절기다. 환절기 중에서도 가장 큰 환절기가 여름에서 가을로 넘어가는 것인데. 봄에서 여름으로의 변화는 따뜻한 곳에서 뜨거운 곳으로 가므로 큰 변화는 아니지만, 여름의 뜨거움에서 가을의 서늘함으로 바뀌는 것은 큰 변화이기 때문이다.

　한 여름의 뜨거운 열기를 식혀 큰 흐름을 바꾸기 위해서 장마철에 그렇게 많은 비가 내려서 열을 식히는 것이고, 그 열기를 굴복시키는 3번의 고비가 삼복(三伏)인 것이다. 그래서 엎드릴 복(伏) 자를 써서 굴복시킨다는 뜻으로 쓴 것이다.

　또 겨울의 차가움에서 봄의 따뜻함으로 넘어가는 변화도 큰 변화이기 때문에 꽃샘추위 등으로 완연한 봄을 느끼기까지 고비들을 겪는 것으로 이해할 수 있다.

이렇듯 어떤 변화의 완충지역(buffer zone)이 토(土) 에너지의 특징이니, 성 에너지의 운용에 있어서도 성 행위의 유지력과 관계가 깊다. 즉 성 에너지의 불길을 끈기 있게 유지하는 기능에 영향을 미친다는 말이다.

그래서 토(土) 에너지가 부족한 사람은 황토내의를 입어 볼 것을 권한다.

또 침실을 꾸밀 때도 노란색 톤이 성 유지력에 도움이 되어 더 오랫동안 기쁨을 만끽할 수 있게 도와줄 것이다.

금(金) 에너지를 어떻게 활용할 것인가

금(金) 에너지는 우리 몸에서 폐(肺)에 해당한다. 열매의 에너지인데, 폐의 모습을 포도송이가 주렁주렁 열려 있는 모습으로 생각하면 되겠다. 일반적 개념은 수렴, 정리, 숙살(肅殺) 하는 의미가 있다.

식물의 일생을 보면 꽃을 많이 피우는 것이 양(陽)의 끝단에서의 목표여서 봉우리 봉우리마다 꽃을 많이 피우고자 할 것이다.

그 다음에는 뭔가? 열매를 맺으려고 하는 것이지 않겠는가?. 문학적 표현으로 "어떤 일에 열매를 소담스럽게 많이 맺으려고 하는" 게 금(金)의 에너지다.

그런데 이렇게 에너지를 열매에 모으기 위해서 자연이 하는 일은 어떤 것인가 생각해 보자.

잎사귀를 다 떨어뜨리고 에너지를 열매로 수렴해 나가는 것이다. 수렴하는 과정에서 정리하고 숙청(肅淸) 해 나가게 되는데, 숙청(肅淸)이란 죽여서 정리해 버린다는 뜻이니, 가을에는 우리가 스산함을 느끼는 것도 이 숙살지기(肅殺之氣)의 느낌이고, 또한 금(金) 에너지에 배속된 색깔이 백색인 것도 숙살지기(肅殺之氣)

를 느끼게 한다.

관습의 문제가 아니라 하얀색을 보면 약간 스산함을 느낀다는 것은 인류 공통적인 감정인 것 같다. 아프리카 토인에게도 백인을 처음 봤을 때의 느낌을 물었을 때 죽은 조상의 혼령이라는 느낌을 받았다는 기록이 있다. 하얀색은 미리 교육되지 않아도 스산한 죽음을 의미하는 것이다. 우리가 하얀 소복(素服) 입은 여인에게서 섬뜩함을 느끼는 이유가 거기에 있다.

또 금(金) 에너지는 슬픔의 감정과 연관되어 있는데, 금(金) 에너지가 약한 사람이 잘 슬퍼한다. 60~70년대 영화나 소설에는 하얀 피부에 멜랑꼴리한 표정으로 눈물을 글썽이는 폐병 3기 환자 같은 주인공들이 많이 등장했다.

폐가 안 좋으면 얼굴이 하얘지고, 또 유난히 피부가 하얀 사람이 폐가 안 좋고 눈물이 많은 특징이 있기 때문에 이런 주인공은 현실과 잘 연결되는 설정이었던 것이다.

그런데 금(金) 에너지가 안 좋으면 피부병이 생기기 쉬운 사실을 알아두는 것은 요사이 더욱 중요해지고 있다.

요사이 급속히 많아져서 온 가족이 너무나 고생을 하는 아토피 치료를 많이 해보면 폐나 대장이 아토피와 연관이 깊다는 걸 알 수 있다.

폐와 대장 두 장부 모두 금(金)의 에너지 장부다. 금(金)은 수렴 정리의 의미로 껍질 표피의 기능과 관련이 되어 피모(皮毛)의 병과 관련이 깊은 것이다.

아토피의 경우 태중에 있을 때 부모나, 본인이 많이 화를 내거나 지나친 짜증 등으로 생긴 열이 금(金) 에너지의 서늘한 조절력의 범위를 벗어난 것으로 대개 본다. 상극의 원리 중에서 화극금(火剋金)으로 설명 할 수 있겠다.

그래서 폐에 좋은 맑은 공기가 있는 환경, 건강한 대장을 위한 장 해독 프로그램들이 효과를 내는 것이다.

한편, 성격으로 살펴 볼 때는 금(金) 에너지가 왕성한 사람은 대개 맺고 끊음이 확실한 사람이 많다. 그런데 같은 사람을 두고 어떤 이는 "그 사람은 맺고 끊음이 확실하다." 라고 하고, 또 어떤 이는 "계산적이다. 이기적이다. 싸늘하다."고 여긴다. 그 역시 그 사람의 문제가 아니고 보는 사람의 상태에 따라 달라지는 것일 뿐이다.

당연히 금(金) 기운이 강한 사람은 노트정리도 아주 정확하고 단정하게 잘 한다. 어떤 친구의 것을 보면 숫제 인쇄한 책보다 깔끔히 정리된 것도 많이 본다. 학교 다닐 때 이런 학생의 노트는 아주 인기 만점이다.

그리고 동작도 절도 있게 단정하다. 출렁거리며 휘적휘적 걷지도 않는다. 그래서 금(金) 기운이 강한 사람은 오상(五常) 정신 중 의로움에 강하다. 가을 서릿발 같은 엄정함으로 의로움에 분연히 일어서는 결기가 많은 것이 금(金) 에너지의 특징이기도 하다.

그래서 예전 유학에선, 군자의 덕목 중에서 목(木) 에너지의 상징인 봄바람 같은 어짊과, 금(金) 에너지의 상징인 가을 서리 같은 엄정함을 다 중요하게 보았다.

춘풍(春風) 같은 자애로움이라든가, 추상(秋霜) 같은 기개라는 표현도 이런 오행의 원리와 연관을 갖고 이해해서 예전보다 더욱 깊이 있게 느낄 수 있었으면 좋겠다.

성 에너지의 운용에 있어서는, 금(金) 에너지는 다른 오행과 상생(相生), 상극(相剋), 합(合), 충(沖)의 의미에서 역할을 할 때가 많다.

최근까지도 음양 오행이라는 원리를 예전 문명이 발달하지 않았을 때 소박하게 본 세상 이치로만으로도 사람들이 이해하는 경우가 많았다.

말하자면 이런 식이다.

"수(水) 에너지는 춥고 겨울이고 하니까 검은색에 배속시켰겠지. 목(木) 에너지는 봄에 새싹들이 많이 자라는 것 보고 녹색이라고 했겠고, 화(火) 에너지는 불이니까 붉은색에 배속시켰을 것이고, 토(土) 에너지는 흙색이 노란색이니까 당연 노란색일 것이고, 금(金) 에너지는 쇠붙이 중 나중에 제품 만들어 놓으면 흰색이 많아서 흰색으로 봤겠지." 라는 정도로 이해했던 것이다.

하지만 미국 듀크 의대에서 그룹스터디에 1년 참여했을 때 이 음양오행 이야기가 그들에게 첨단의 원리로 인식되고 있음을 느낄 수 있었다. 우리의 정신적 자산인데도 불구하고 우리나라 사람은 오히려 무시하고 잘 모른다는 것은 참으로 안타까운 일이다.

그래서 이런 원리를 열린 마음으로 받아들이는 여러분에게 선물을 하나 드리고자한다.

해외여행 가서 생전 처음 본 과일들이 많이 있을 때, "이 과일의 껍질을 벗겼을 때 속 과육은 무슨 색깔일까?" 내기를 한 번 해보라!

여러분이 돈을 딸 확률이 월등히 높을 것이다.

해답의 열쇠는 여기에 있다.

거의 몇 개의 예외가 있지만, 대개의 경우 겉껍질에서 속 과육으로 상생의 순서로 되어있다는 사실이다.

검은색 포도를 까면 녹색 과육이 나온다(水生木).

녹색 수박을 까면 붉은색 과육이 나온다(木生火).

붉은 사과를 까면 노란색 과육이 나온다(火生土).

노란색 배를 까면 하얀색 과육이 나온다(土生金).

겉에서 속으로 익어 간다고 하는데, 겉에서 속으로 상생해 간다고 볼 수 있는 것이다. 색깔이란 참으로 신비하다. 아직도 이 색깔의 신비가 서양 학문에서도 다 밝혀지지 않았지만, 앞으로 많은 연구가 필요한 분야이고, 이런 동양의 지혜에 대한 이해를 바탕으로 하면 더욱 좋은 성과가 있을 것이다.

우리가 옷을 입고 거울을 보면서 어떤 색깔은 유난히 편안하고, 어떤 색깔에는 유난히 불편함을 주는 에너지가 있음을 느낄 때가 있다. 색깔에도 자기에게 맞는 에너지가 있기 때문이다. 요사이 색채심리학이나, 색깔 음식을 건강에 활용하는 기사들을 보면서 그 원리를 바탕에 깔고 공부해보면 더욱 재미있을 것이다.

색깔 뿐이 아니다.

생긴 모양에도 오행의 속성이 있다.

목(木) 에너지는 긴 얼굴 모양새, 긴 손가락, 긴 발가락 등이 특징적으로 보인다. 그리고 같은 키여도 더 크게 보인다. 쭉쭉 뻗어가는 목(木) 에너지가 눈에 보이지는 않아도 사람들은 느끼는 것이나.

친구들 사이에 키 때문에 작은 소란이 일어났다. 목(木) 에너지가 강한 친구가 "나, 키가 173cm야." 라고 말했다.

"어? 그래 그밖에 안 되니? 난 너 175cm 넘는 걸로 봤는데." 라고 말한 친구도 있었고, "그랬구나. 나는 네가 나하고 키 비슷한 줄 알았지. 나보다 네 키가 작구나." 라고 말한 친구도 있었다. 이때 일제히 친구들의 시선이 그리로 쏠리며, "너 키가 몇인데?"라고 물었다.

"응, 나 175cm야."라고 대답했지만 친구들은 "야! 웃기지 마라. 너 겨우 170cm 넘겠다." 하면서 그 친구의 말을 믿지 않으려 했다.

이 친구는 수렴하는 금(金) 에너지가 강한 친구였는데, 결국 억울함을 풀기 위해 키를 직접 재보기에 이르렀고, 이 친구가 목

(木) 에너지 강한 친구보다 큰 것이 밝혀졌다. 그럼에도 불구하고 친구들은 고개를 갸웃거렸다.

목(木) 에너지가 강한 사람이 길쭉한 모양이 많듯이, 금(金) 에너지가 강한 스타일은 얼굴이 네모난 경우가 많고 다부진 체격으로 딴딴해 보이는 특징이 있다.

화(火) 에너지가 강한 사람은 뾰족한 얼굴 형태나 마름모형이 많은데, 코도 날렵하게 뾰족하고 귀도 날렵하게 뾰족하고, 눈도 뾰족하게 보이는 경우가 많다. 수(水) 에너지가 왕성한 사람은 물을 어디에 담느냐에 따라 형태가 변하듯이, 얼굴 모양이 좀 다양한 편이다.

토(土) 에너지가 강한 사람은 둥근 얼굴형이 많다. 얼굴도 둥글, 배도 둥글, 몸집도 둥글둥글한 경우가 많다. 원만(圓滿)이라는 글자의 뜻처럼 둥근 모양이 원만, 포용성을 의미하기도 하는 것이다.

이렇게 삼라만상이 다 다르게 그 특징을 가지고 있으며, 서로 조화를 이루는 구성요소가 되는 것이다. 이런 다양성의 에너지를 이해하고 나와 내 파트너는 어떤 특성이 있는지 다시 한번 살펴보자. 그래서 멋지게 조화를 이루어 작품을 만들어보자.

내용을 간단히 정리해서 도표를 만들어 보면 아래와 같다. 중요한 것은 이런 동양의 통찰력을 밝게 인식하여, 그 뜻의 해석과 적용을 넓고 깊게 갖는 일이다. 늘 이런 개념을 옆에 두고 세상 사물과 현상을 관찰 하다 보면, 그 이해가 갈수록 환해 질 것이다.

水	콩팥	휴식, 저장, 근원, 기억, 응축, 조리	黑	北	寒	恐	겨울	겨울	쥐눈이 콩	智
木	간	시작, 발생, 조리	綠	東	溫	怒	봄	봄	녹즙	仁
火	심장	분열, 발산	紅	南	熱	笑	여름	血脈	치자	禮
土	비위	포용, 중재, 변화	黃	中央	–	思	환절기 장마철	肌肉	황토	信
金	폐	수렴, 정리, 숙살	白	西	凉	悲	가을	皮毛	배	義

水 잠이 많다. 생각이 깊다. 행동으로 옮기는데 시간이 많이 걸린다 지식의 깊이가 있는 편이다. 무기력해 보이기도 한다..

木 창의력이 있다. 어떤 일을 시작하는 기획력, 아이디어가 좋은 편이다. 설득력이 있다. 실제보다 키가 커 보인다. 선비 스타일로 보인다. 자존심이 꼿꼿하게 강해 보인다.

火 화통하다. 성격이 급하다. 뒤끝이 없는 편이다. 말이 빠르거나 더듬는다. 얼굴색이 밝은 편이다. 순발력이 좋아 기발하고 반짝반짝하는 아이디어가 잘 나온다.

土 원만하다. 듬직하다. 포용력이 좋다. 줏대가 없어 보이기도 한다. 뚱한 고집이 있어 보인다.

金 다부지다. 강단이 있어 보인다. 계산적이고 냉정하고 차가워 보이기도 한다. 결단이 빠르다. 잘 지키는 특징이 있다. 정리정돈을 잘 한다.

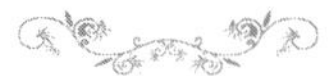

자궁내막증(子宮內膜症)에 대한 새로운 이해

지금부터는 부인과 질병으로 야기되는 이차적 성기능 장애에 대하여 하나씩 살펴보기로 하자.

자궁내막은 자궁 내부를 감싸고 있는 조직으로 임신을 위해 수정란을 착상하고 월경을 배출하는데 자궁 내부에 있어야 할 조직이 자궁 외부인 자궁 표면·난소·나팔관·장·방광 등에 뿌리를 내리고 증식하는 경우가 있는데 이를 자궁내막증이라고 한다.

젊은 여성에게 흔히 나타나기도 하는데 생리나 생리직전에 심한 통증이 발생하거나 성 교통, 배변과 배뇨 시 통증을 나타내기도 한다.

자궁내막증이 불임의 원인이 되기도 하는데, 자궁내막이 자궁과 난소·나팔관·장·방광 등 주위 조직에 유착될 때이다. 특히 불임 환자의 40%에서 자궁내막증이 나타나는 통계도 있다.

그런데 생각, 감정, 면역체 사이의 긴밀한 상호작용은 자궁내막증이 여성 개인에 대해서 지니고 있는 중요한 열쇠를 쥐고 있다.

자궁내막증 증세를 보이고 있는 여성들의 면역체계를 연구한

논문에 의하면, 이런 여성들은 자기항체라는 자신의 조직에 대항하는 항체를 가지고 있다고 한다.

자신의 몸의 조직에 대항하여 자기항체를 만드는 것은 일반적인 의미로는 치료될 수 없는 다른 자가 면역성 질병들의 특징이기도 하다. 면역체계는 아주 민감하다. 면역체계가 자기파괴 기능을 수행한다면 과연 어떤 일이 벌어질까?

우리는 스스로를 치유하기 위해서 면역체계가 우리 마음으로부터 메시지를 전달하고 있다는 사실을 잘 이용해야 한다.

자궁내막증과 불임증을 함께 가지고 있는 여성들은 무의식적으로 임신에 대해서 혼란스러워 한다고 한다. 그녀들의 지성은 임신을 원하지만, 이성은 임신에 대해서 확신을 못한다는 것이다. 자궁내막증은 경쟁심에서 기인한 질병으로 여성의 감정적인 욕구가 외부세계에서의 기능과 서로 경쟁할 때 나타난다고 본다.『여성의 몸 여성의 지혜』 크리스티안 노스럽 저, 강주현 옮김, 한문화, 2004, pp.173~177)

대개 자가 면역질환의 경우, 면역이라는 것이 내가 아닌 적이 들어 왔을 때 나가서 싸우고 방어하는 것이어야 하는데 오히려 자신의 조직에 싸우는 것이니, 심리적으로는 두 마음이 있어 헷갈린다고 보는 것이며, 이런 분석은 일상생활에서 자주 보는 다른 증상들에서도 잘 나타나는데, 예를 들면 변비의 경우 무언가에 집착하고 놓지 않으려는 심리와 잘 연결이 되고, 설사의 경우는 지금의 상황을 빨리 벗어나고자 하는 욕구의 표현이기도 한 것이다. 그래서 만성적인 변비의 경우 지나친 집착과 욕심을 버리는 마음이 병행되어야 잘 치료가 되며, 만성적인 설사환자의 경우는 쉬 싫증내고 진득함이 없는 자신의 성향을 돌아볼 필요가 있는 것이다.

한의학에서는 자궁내막염의 경우 혈액의 울체, 감정의 울체, 진액의 울체로 보고 주로 치료할 때 처방의 구성 또한 이런 울체를 풀어 주는 한약을 주로 쓴다. 각자의 체질과 상황에 맞게 다양한 한약재를 조합해야 충분한 효과를 내겠지만, 몇 가지 한약차를 권한다면, 당귀(當歸)와 천궁(川芎) 차가 큰 도움이 될 것이다. 이 두 약제가 혈액의 울체와 감정의 울체를 풀어내는 대표적 약재이기 때문이다. 이때 천궁은 하룻밤 정도 찬물에 담가 두어 기름을 적당히 빼고 쓰는 것이 두통의 부작용을 줄일 수 있다.

배꼽 부위에 해당하는 신궐(神闕)혈과 명치와 배꼽 사이 중완(中脘)혈, 배꼽 밑 3치에서 옆으로 젖꼭지 선의 2분의 1점인 수도(水道)혈, 배꼽 및 4치 밑에 있는 중극(中極)혈에 뜸을 뜨는 것도 크게 도움이 된다. 다만 다른 혈은 직접구나 간접구 모두 가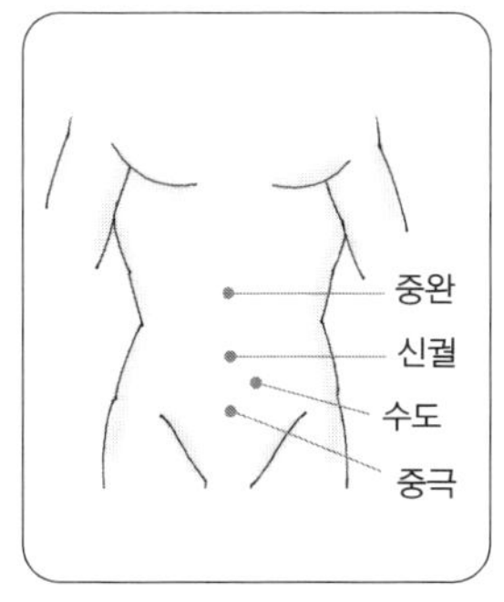

능하지만 신궐(神闕)혈은 반드시 간접구를 해야 한다. 심주섭 할아버지 왕뜸이 간접구의 예이다.

마사지도 아주 훌륭한 치료법이 되는데 이런 경우는 전신의 마사지가 다 좋지만, 특히 복부의 오장육부부위 마사지가 좋으며, 우리 몸의 기초와 토대를 이루는 서혜부, 천골부의 마사지도 빠트릴 수 없는 부위이다.

자궁 내막염의 경우, 난소부위와 자궁부위의 마사지에 좀 더 집중할 필요가 있다.

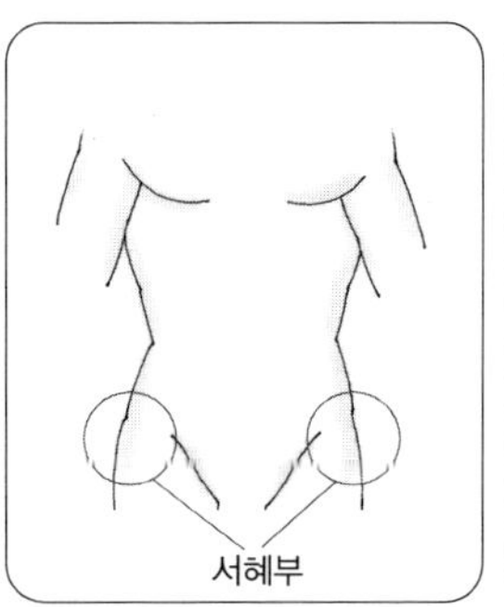

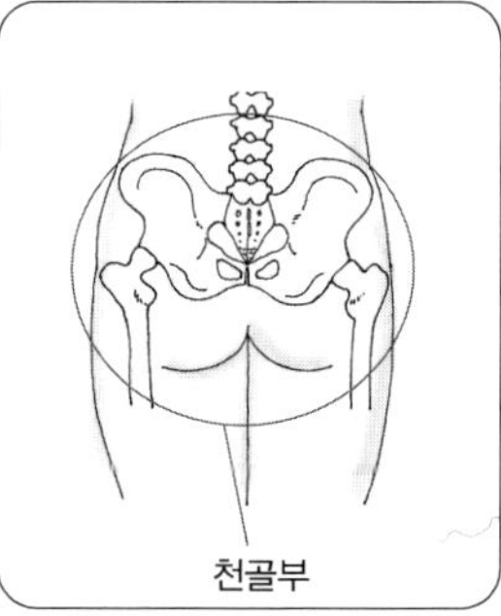

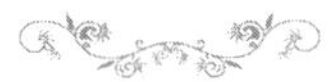

자궁근종(子宮筋腫)의 새로운 이해

본 한의원에 내원하는 중년여성의 약 30%가 자궁적출술을 받아서 자궁이 없는 상황이었고, 대부분 원인이 자궁근종과 난소염 등이었다.

요즈음은 자궁적출술을 예전보다는 덜하고 있지만 예전에는 거의 루틴하게 하던 수술이었다. 소위 말하는 빈궁마마가 많은 안타까운 이유이다.

자궁근종이란 자궁의 근층을 이루고 있는 평활근에서 생기는 양성(良性) 종양을 말한다. 특별한 증상을 나타내지 않는 경우가 많고 증상을 나타내는·것은 그 크기와 자궁근종의 위치에 따라 발생한다. 빈뇨·잔뇨감·요통·생리과다·빈혈·기능성 자궁출혈·반복 유산·불임 등의 증상이 나타나기도 한다.

지금부턴 이 자궁근종에 대한 에너지 의학적인 메시지를 살펴보도록 하자.

케롤린 미씨 같은 사람은 육경 자궁근종을 "세상의 빛을 보지 못한 자아에 대한 환상적인 이미지를 포함한 탄생되지 못한 창조성을 나타내는 것"이라고 하였고, 자궁근종은 또한 우리가 삶의 에너지를 주로 일이나 대인관계와 같은 생명력이 없는 목표에 쏟아 부으며 살아갈 때에도 발생할 수 있다고 본다.

그리고 대부분의 의사들은 자궁적출술과 성적 반응 사이의 관계에 대하여 별로 관심을 갖지 않는다. 자궁적출술을 받고 나서 성적 반응이 변하거나 섹스에 대한 관심이 줄어드는 것을 단지 심인성 반응으로 간주해 버리는 것이다.

여성들의 난소, 자궁경부, 자궁은 여성들의 성욕과는 아무 관계가 없으며 성적 만족의 요소가 아니라는 심인성 이론은 가부장적인 가설에 근거한다. 이러한 가부장적 사고방식은 몸으로부터 마음과 감정을 따로 떼어 생각하고 있다.

하지만 연구결과에 의하면, 수술을 받은 후 성욕이 줄어드는 것은 난소의 제거로 인한 안드로겐 호르몬의 감소 때문이라고 한다. 호르몬 수치를 정상으로 회복하기 위해서는 천연 호르몬을 사용하는 것도 좋은 방법이다.

자궁근종의 치료법 중에서 다른 요법으로는 효과를 볼 수 없었던 경우라 할지라도 침술, 지압, 극성요법(極性療法), 마사지는 자궁근종을 치료하는데 상당히 효과적이다.『여성의 몸 여성의 지혜』크리스티안 노스럽 저, 강주현 옮김, 한문화, 2004, pp.182~193)

한의학에서는 자궁근종을 징가(徵痂)라고 하며, 혈울을 풀고, 더 나아가 혈적(血積)을 깨뜨리는 약재와 더불어 기를 원활히 소통시키는 약재를 주로 배합하는 처방을 쓴다.

실제 임상에서 한약과 침 치료 등의 한방요법으로 크기가 4cm 이하의 경우는 3달 내에 아주 잘 없어지는 편이며, 4cm 이상의 경우도 크기가 줄거나, 성장을 억제하는 효과가 아주 좋은 것이 사실이다.

도움이 될 수 있는 차로는 적(積)을 깨트리는 하고초(夏枯草)차, 혈울을 푸는 당귀차, 종기에 효과가 좋은 율무차가 도움이 된다.

배꼽 부위에 해당하는 신궐(神闕)혈과 배꼽 밑 3치에서 옆으로 젖꼭지 선의 2분의 1점인 수도(水道)혈, 배꼽 및 4치 밑에 있는 중극(中極)혈에 뜸을 뜨는 것도 크게 도움이 된다.

마사지도 아주 훌륭한 치료법이 되는데, 특히 하복부의 마사지가 좋으며, 우리 몸의 기초와 토대를 이루는 서혜부, 천골부의 마사지도 빠트릴 수 없는 부위이다. 복부 중에서도 특히 자궁 부위 마사지에 정성을 모아 집중할 필요가 있다.

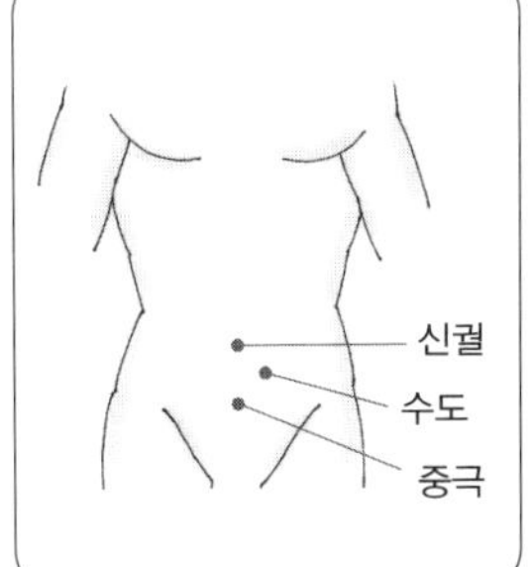

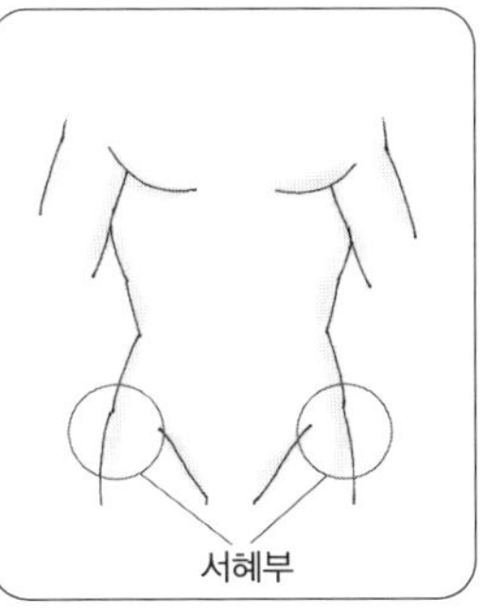

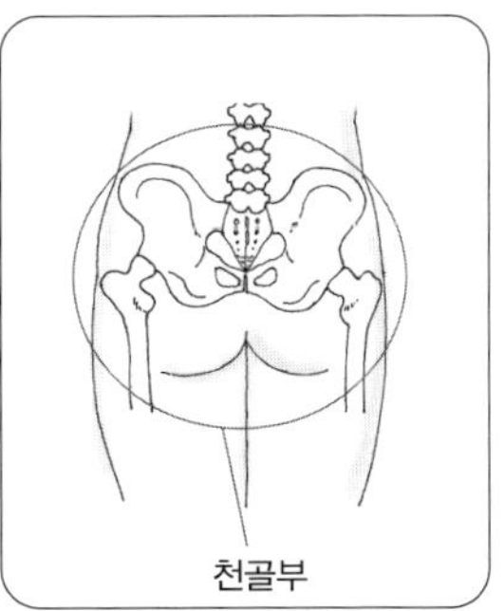

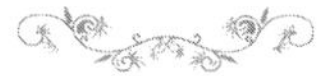

난소낭종(卵巢囊腫)의 새로운 이해

난소낭종은 부인과에서 흔히 발생하는 질환이다. 한쪽이나, 양쪽난소에 나타나는데, 보통 양성(良性)낭종은 일반적으로 한쪽에 나타나며, 악성(惡性)낭종은 양쪽에서 나타나며 진행속도도 빠른 특징이 있다.

낭종이 작을 때는 일반적으로 증상이 없으나 낭종이 1㎝ 이상 2~3㎝ 정도 커지면 아랫배 한쪽에 압박감을 느끼며 때로는 통증도 동반되며, 빈뇨나 변비가 동반될 때도 있다.

우측 난소낭종일 때에는 만성맹장으로 오진하기 쉬우나, 초음파 진단으로 확진할 수 있다.

난소는 좌우 한 쌍으로 이루어져 있어 매달 교대로 난자를 숙성시켜 배란을 하므로 한쪽 난소에 낭종이 생기면 임신 확률이 줄어든다.

그런데 에너지 의학적인 관점에서 보면, 여성의 난소는 남성 생식기의 고환에 해당한다. 일이 힘들거나 사람을 다루는데 있어 용기가 필요할 때 남성들은 고환의 힘을 사용한다고 말한다. 여성들도 남성중심의 세상으로 나아갈 때 고환의 힘을 이용한다는 말을 쓰곤 하는데, 여성들은 난소의 에너지를 이용해야만 한다.

난소와 난소의 에너지는 여성들이 세상과 맺고 있는 관계로부터 역으로 영향을 받을 수도 있다. 난소의 지혜는 우리에게 내재되어 있는 가장 심오한 창조성을 나타낸다. 이러한 창조성은 우리 내부에서 탄생되기만을 기다리고 있다.

난자는 단지 정자가 도착하기만을 기다린다. 결코 적극적으로 정자를 찾아 나서지는 않는다.

또 우리 몸의 왼쪽은 여성적이고 예술적이고 사색적인 면을 나타내고, 오른쪽은 보다 분석적이고 남성적인 면을 나타낸다. 놀랍게도 이러한 차이는 뇌와 각 난소의 관계에서도 드러난다. 내가 본 대부분의 난소낭종은 왼쪽 난소에 있었다.

이것은 문화론적 편견으로 상처받은 여성성을 상징한다. 많은 여성들이 세상의 대열에 참여하기 위해서 내면의 욕구와 충돌하는 남성들의 방식을 모방하고자 했기 때문인 것이다. 『여성의 몸 여성의 지혜』 크리스티안 노스럽 저, 강주현 옮김, 한문화, 2004, pp.197~201

이런 에너지 의학의 관점과 비슷하게 한의학의 원리로도 좌혈우기(左血右氣)라 하여 여성성의 병, 혈액에 대한 병은 좌측으로 보며 남성성의 병, 기운의 병은 우측으로 본다. 그리고 양성(良性)인 난소낭종은 상대적으로 치료 예후가 아주 좋아서 상대적으로 어려운 질병으로는 보지 않는다.

보혈(補血)하고, 활혈(活血)하는 약재와 어혈(瘀血)을 제거하는 약재들을 조합하여 치료하는 것이 일반적이다.

도움이 될 수 있는 차로는 보혈하는 당귀차, 활혈하는 홍화차, 자궁환경을 잘 조절해주는 익모초(益母草)차 등이 좋다. 다만 익모초는 맛이 아주 쓰다는 점을 고려해야 할 것이다.

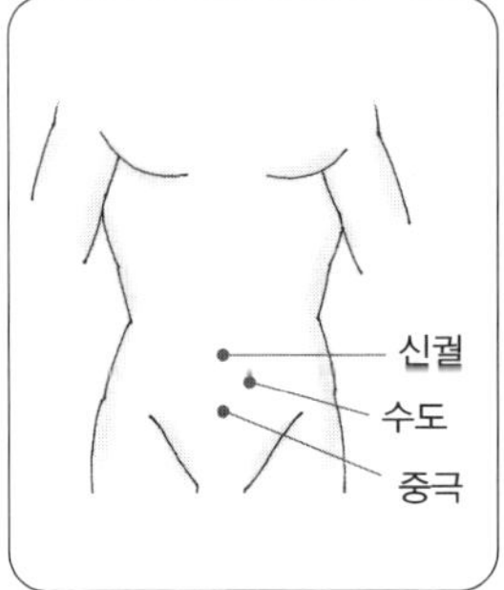

배꼽 부위에 해당하는 신궐(神闕)혈과, 배꼽 밑 3치에서 옆으로 젖꼭지 선의 2분의 1점인 수도(水道)혈, 배꼽 및 4치 밑에 있는 중극(中極)혈에 뜸을 뜨는 깃도 크게 도움이 된다.

마사지도 아주 훌륭한 치료법이 되는데 특히 하복부의 마사지가 좋으며, 난소 부위의 마사지에 정성을 들여 집중할 필요가 있다.

무월경(無月經)의 새로운 이해

월경이란 여성에게만 있는 여성성의 리듬의 법칙이다. 동양에서 여성을 음(陰)의 상징으로 보고, 또 변하지 않는 일정한 법칙을 양(陽)의 원리로 본다면 변화의 오묘한 이치는 음(陰)에서 나온다고 보았으며 이를 달에 비유하기도 하였다.

해가 늘 일정한 모습으로 뜨고 질 때, 달은 늘 다른 모습으로 변하여 보이는 것과 연결될 수 있는 개념인 것이다.

옛 어른들이 말씀하시길 변화의 원리에 능통하여 성공하고 싶다면, 반드시 여성을 잘 알아야 한다고 하는 것이다. 그래서 에너지 의학에서 보는 월경의 메시지 해석은 크게 공감이 가는 부분이다.

월경주기는 여성이면 누구나 겪어야 하는 것으로, 대지(大地)의 주기이자 원형적인 여성성과 우리의 관계를 그대로 반영한다.

밀물과 썰물, 계절의 변화와 같은 자연의 주기가 여성에게 월경주기로 반영되는 셈이다. 월경주기는 의식이 구체화되고 사고가 현실을 창조하는 과정을 반영한다.

'난포기'라고 알려진 월경과 배란 사이의 시기에는 난자가 만들어지고 발달하며 자궁벽에 자리 잡고 있는 면역체계의 세포 또한 발달하기 시작한다.

사고와 창조력의 차원에서 월경주기 초반은 새로운 프로젝트를 시작하기에 매우 좋은 시기이다.

주기의 중기에 이르러 배란을 하게 되면 난포자극 호르몬과 황체자극 호르몬이 갑자기 증가한다. 이들과 함께 에스트로겐이 증가하게 되면 좌뇌의 활동(어휘력)은 활발해지고 우뇌의 활동(공간 능력)은 위축된다. 배란은 정신적 감정적 창의력이 최고의 수준에 달했음을 나타내는 것이다.

배란기가 끝나고 몇 주가 지나면 월경을 하게 된다. 이 시기는 우리가 창조한 것과 삶에서 바뀌고 조정될 필요가 있는 부정적이고 어려운 측면을 평가해보고 반성하는 시기이다. 『여성의 몸 여성의 지혜』 크리스티안 노스럽 저, 강주현 옮김, 한문화, 2004, pp.124~127

현대에는 예전보다 훨씬 많은 정신적 스트레스 속에서 살아가기 때문에 자연변화의 흐름에 몸이 잘 조응하기가 더 어려워지고 있어서 여성의 경우 월경주기의 혼란이 갈수록 많아지는 것은 어찌 보면 당연한 것일 수도 있다. 해가 지면 잠들고, 해가 뜨면 일어나는 자연의 원리에 맞추어 사는 감각을 점점 잃어 가고 있는 것이다. 그래서 월경불순과 무월경 등의 증상이 현대인에겐 곧잘 나타나며, 이를 단순히 몸의 기능적 측면만 볼 게 아니고 이

에너지 흐름을 이해하는 것은 중요하다. 에너지 의학적 개념으로 무월경을 보는 시각은 그래서 의미가 깊다 하겠다.

만일 한 여성이 배란과정 만큼이나 복잡한 문제를 가지고 있다면 월경주기의 메커니즘에도 문제가 생길 수 있다.

시상하부는 스트레스나 과거의 상처와 같은 감정적, 심리적인 요소로부터 영향을 받는다. 대부분 무월경의 원인이 시상하부에서부터 비롯되기 때문에 다낭성 난소도 시상하부와 관련이 있을 수 있다. 다낭성 난소를 가진 여성들은 뇌에서의 시상하부 호르몬의 주기적인 방출량이 정상적인 배란을 하는 여성들과는 다르다.

이러한 변화가 난소문제의 원인인지 결과인지는 밝혀지지 않았지만, 자신이 여성인 것에 대한 부정적인 감정을 포함한 스트레스는 난소와 월경의 기능을 차단할 수 있다. 따라서 여성이라는 사실을 스스로 못마땅해 하는 여성들의 경우 배란을 하지 않거나 중성적으로 변하는 경우가 많다.

배란을 하지 않는 여성들은 배란을 하는 여성들에 비해 더욱 긴장하고 불안해하고, 의존적이고, 비생산적인 경향이 있다.

이런 여성들은 대체로 부모의 보살핌과 보호를 갈망하면서 그들의 보호를 잃을까 봐 두려워한다. 따라서 성장하여 성숙한 여인이 되는 것을 두려워하고 자신의 성장을 멈추려는 시도가 무월경 증세로 나타나게 된다.『여성의 몸 여성의 지혜』크리스티안 노스럽 저, 강주현

옮김, 한문화, 2004, pp.204~205

한의학에서는 무월경의 경우 자궁이 너무 차거나, 혈이 부족하거나, 어혈, 지나친 사려과다 등 심리적 울체로 원인을 보며, 치료의 경우 보통 보혈하고 활혈하며, 자궁을 따뜻하게 하는 약재와 기를 순행시키며 기의 울체를 푸는 약재를 조합하여 처방한다.

도움이 되는 차로는 당귀차나, 기울을 풀어 주는 동변초(童便炒) 향부자(香附子)차가 좋다. 여기서 동변초란 7세 이전의 사내아이의 깨끗하고 신선한 소변을 받아 향부자에 담궈뒀다가 프라이팬에 이 향부자를 노릇해질 때까지 볶는 것이다.

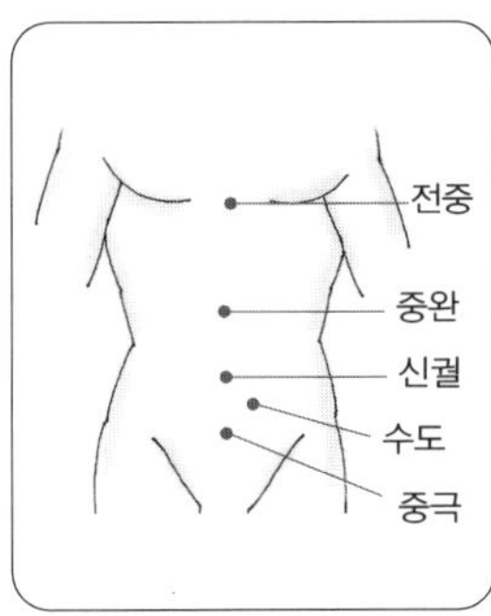

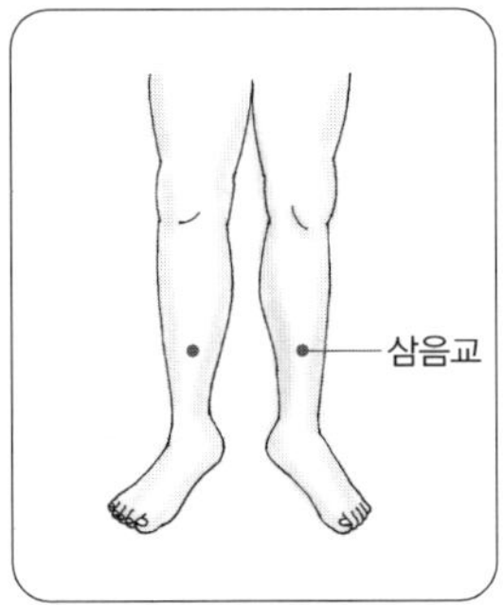

배꼽 부위에 해당하는 신궐(神闕)혈과 명치와 배꼽 사이 중완(中脘)혈, 유방 사이 정중앙에 있는 전중(田中)혈, 배꼽 밑 3치에서 옆으로 젖꼭지 선의 2분의 1점인 수도(水道)혈, 배꼽 및 4치 밑에 있는 중극(中極)혈, 안쪽 종아리 복숭아 뼈 3치 위에 있는 삼음교(三陰交)혈에 뜸을 뜨는 것도 크게 도움이 된다.

마사지도 아주 훌륭한 치료법이 되는데 이런 경우는 전신의 마사지가 다 좋지만, 특히 복부의 오장육부부위 마사지,

우리 몸의 기초와 토대를 이루는 서혜부, 천골부, 회음부의 마사
지를 권하고 싶다.

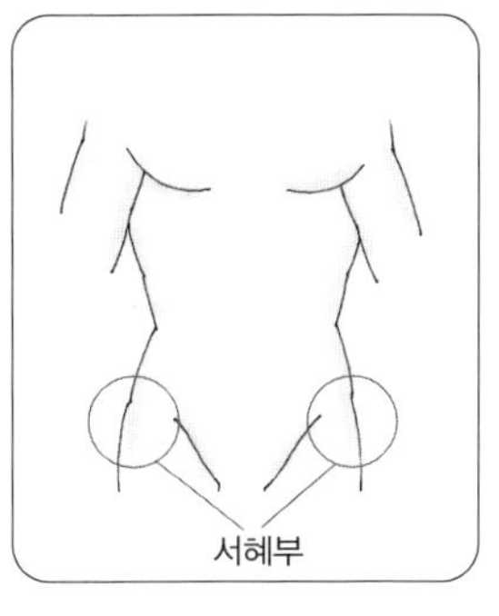

서혜부

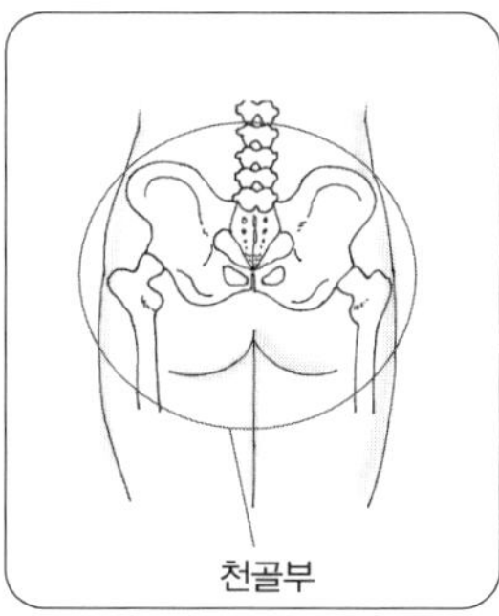

천골부

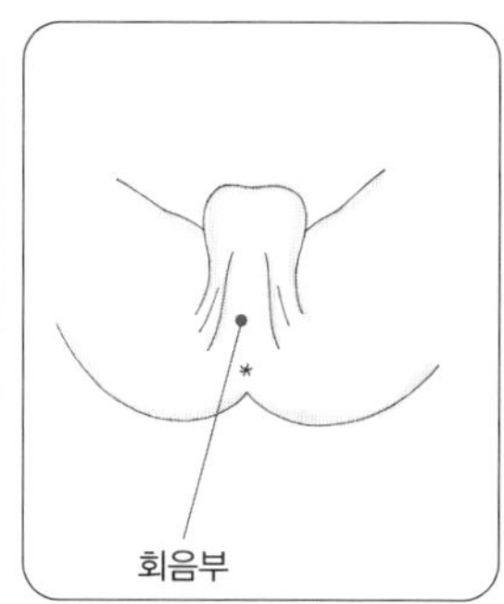

회음부

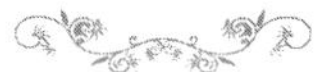

외음부, 질, 자궁경부의 만성적 염증의 새로운 이해

여성들의 성적 주체성 회복을 위해서 먼저 여성이 자신의 성기에 대한 인식의 변화가 필요하다. 여성 스스로 자신의 성기를 열등하거나 수치스러운 곳으로 생각하고 무시하는 경향이 우리 사회에 많은 것을 임상에서도 자주 느낄 수 있다.

얼마 전에 본 영화 <처녀들의 저녁식사>에서도 주인공 중 한 명(진희경 粉)이 자신의 성기를 자세히 한 번도 보지 못했다는 생각에 자신의 성기를 욕실에서 거울 두 개로 보려다가 넘어져서 팔이 다치는 장면이 나온다.

남성의 성기는 밖으로 돌출되어 있어서 늘 볼 수 있는 반면에 여성의 성기는 안으로 감추어져 있어서 자세히 보려면 거울이라는 도구가 필요한 것도 한 원인이 될 수 있겠다. 하지만, 자신의 성 정체성을 사랑하기 위해서 그 모습을 자세히 보는 것은 중요하며, 또 그 모습에 애정을 가질 수 있어야 하겠다. 성행위 중에도 자신의 성기 모습을 떠올리며 행복해하는 모습을 상상하는 것을 권하는 이도 있다.

한의원에서 상담하는 여성 중에서도 적지 않게 자신의 성기를 한 번도 자세히 보지 않았다는 분이 많고, 또 심지어는 성행위 중 자신의 손으로 자신의 성기 주위를 가리고 오로지 삽입에 꼭 필요한 부분만 열어 준다는 분도 있었다. 물론 남편이 자신의 성기를 보는 것은 절대 용납하지 않으며 성교 도중 남편이 자신의 성기를 볼까봐 긴장하고 감시하는 마음이 있어서 성교에 집중이 잘 안된다고 토로하였다. 이런 성교에서 오르가즘을 느끼기가 어렵다는 것은 물론 당연한 일이다.

그런데 이런 현상은 비단 우리 나라에만 해당되는 일은 아니라는 것이다. 여성들에 대해서 호의적인 문화권에서조차 여성들 몸의 아래쪽 출구를 단지 출산, 출혈, 성행위, 배출의 기능을 담당하는 곳으로만 본다.

모든 사람들이 세상에 태어나기 위해서 반드시 거쳐야만 하는 곳이 바로 몸의 이 부분이다. 생명의 출구로서 외음부, 질, 자궁경부 그리고 요로(尿路)는 축복받아야 마땅하다.

서구 문명은 여성의 외음부를 불결한 곳으로 간주하고, 이러한 태도로 이곳을 모독하고 있다. 이 부위의 모든 기능은 심리상태와 밀접한 관계가 있다.

어린 시절부터 여성들은 자기 몸의 일부인 외음부에 대하여 다른 부위와는 다르다는 생각을 가져왔다. 그곳은 금지되고, 더럽고, 무가치한 곳이었다.

여성은 어머니로부터 물려받은 외음부가 불결한 곳이라는 잘

못된 믿음 때문에 질을 세정한다. 질 세정이 사실 불필요하고 심지어 해가 될 수 있음에도 불구하고 여성들 중 3분의 1 정도는 규칙적으로 질 세정을 하는 것이다.

역사적인 관점에서 고려해보더라도 그토록 많은 여성들이 몸의 출입구와 관련된 문제를 가지고 있다는 것은 어쩌면 당연한 일일 수 있다.

외음부, 질, 자궁경부, 요로의 문제들은 여성들이 다른 사람과의 관계나 일에서 폭행을 당하고 있다고 느낄 때 발생 할 수 있다.

여성의 몸에 존재하는 면역세포의 80%가 질, 요로, 자궁경부 그리고 방광 점막의 표면에 존재하고 있으며, 이러한 세포이 기능은 코티졸과 같은 스트레스성 호르몬으로부터 많은 영향을 받는다.

질, 외음부, 자궁경부에 문제가 있는 여성들은 일이나 성관계에서 만족을 느끼지 못하고, 자신이 이용당하거나 끌려 다니고 있다고 생각하는 경우가 많다. 이용당하거나 강간당했다는 느낌은 만성적인 질염, 만성적인 음부통증, 재발성 성병성 사마귀, 헤르페스 포진, 자궁경부암으로 표출될 수 있다.

또한 여성들이 서로의 즐거움을 위해서가 아니라 경제적 안정 또는 육체적 감정적 안정을 확보하기 위해서, 혹은 다른 사람을 이용하기 위해서 섹스를 이용할 때에도 육체적인 문제가 나타날 수 있다.

이러한 문제의 치유를 위해서 여성 내면의 지혜가 외음부를

통해서 관심을 끌고자 하는 것 일 수도 있다.『여성의 몸 여성의 지혜』크리
스티안 노스럽 저, 강주현 옮김, 한문화, 2004, pp.227~229

　　한의원에 하루는 캡 모자를 깊게 눌러쓴 젊은 여성분이 내원
하였다. 대기실에 4살짜리 딸아이를 놔두고 진료실에 들어와 호
소하는 증상은 만성적인 질염이었고, 가끔 붓기까지 해서 고역이
라는 것이었다. 이곳저곳 치료를 해 보았지만 도무지 진척이 없
어서 우울하다고 하며, 남편과 잠자리하기도 창피하고 미안하다
고 했다.

　　진찰 결과 심한 간기울결(肝氣鬱結)과 기울(氣鬱) 증상이 있었
다. 다시 말하면 강한 스트레스와 억압이 있다는 이야기이다.

　　병의 원인에 대해 설명해 주자 조용히 고개를 끄덕이며 치료
를 부탁했다. 조금씩 호전의 기미가 보이자 환자 분은 마음을 조
금씩 열기 시작했고, 나는 어떤 깊은 정서적 억압과 스트레스가
어린 시절일지라도 있었을 것 같으며, 그 원인사건을 정확히 볼
수 있다면 치료에 크게 도움이 될 것이라고 하였다.

　　그러자 적잖히 놀라며 망설이더니 울음을 터트린다. 털어놓은
이야기인즉, 여고시절 이웃집 아저씨에게 강간을 당했는데 그 때
너무나 스스로가 싫어지고, 세상의 손가락질이 무서웠다고 한다.
그래서 음부를 씻고 또 씻고, 비누칠해서 타월로 **빡빡** 문지르듯
이 또 몇 번을 더했다고 한다. 자신의 음부가 원망스러워서 죽고
싶기도 했다고 한다.

그 후 세월이 흘러 이 상처는 표면에서 없어졌고, 직장에서 만난 남자와 결혼하여 아이도 하나 낳고 살고 있었던 것이다. 그런데 최근 남편과 크게 다투는 일이 있은 이후 이 증상이 생겼고 도무지 낫지를 않는 것이었다.

이 환자의 경우 이 병증이 그때의 그 수치스런 기억과 연관이 되며, 그 일은 절대 자신의 잘못이 아니며, 그냥 좋지 않은 사고일 뿐이라는 사실을 스스로 이해하게 되자 많은 눈물 뒤에 대단히 후련함이 생기며, 무엇인가가 몸에서 쑥 빠져나가는 느낌이 든다고 하였다.

그 상담 이후 환자의 증상은 급속히 호전되어 병증이 깨끗이 낫게 되었고, 얼굴 표정도 예전보단 훨씬 밝아졌다는 소릴 주위에서 많이 듣는다고 좋아하였다.

한의학에서도 이런 만성적 외음부 염증을 스트레스와 가장 관계 깊은 간 기능의 울체와 심화(心火)를 원인으로 보고 간울(肝鬱)과 기울(氣鬱)을 풀고 심화(心火)를 가라앉히는 치료법을 택하는 것도 이런 원리와 상응되는 것이다.

도움이 되는 차로는 심화를 가라앉히는 치자(梔子)나, 간울(肝鬱)을 푸는 시호(柴胡), 기울을 풀어 주는 동변초(童便炒) 향부자(香附子)가 좋다. 또 고삼(苦蔘)과 사상자(蛇床子)를 끓여서 외음부에 훈증하여 김을 쬐는 것도 도움이 된다.

불임(不妊)에 대한 새로운 이해

요사이 저 출산으로 인구감소가 심각한 사회적 문제로 대두되고 있고, 정부에서도 정책적으로 이를 해결하는 방법을 강구하기에 이르렀다. 꽤나 비용이 많이 들었던 시험관 아이 시술 비용을 이젠 2번까지는 정부에서 보조해준다고 한다.

이런 부부들이 불임에 대한 새로운 이해를 알게 되어 사랑스러운 아기를 갖는데 도움이 되기를 바란다.

병원에서 전혀 문제가 없다고 하는 분들 중에 한의원에서 임신에 성공한 경우가 종종 나오는 것은 한의학이 몸과 마음의 감정까지를 하나의 유기체적 시각으로 보는 훌륭한 특성 때문이라고 생각하며, 이런 원리를 현대인의 패러다임에 잘 맞게 제시하는 에너지 의학적인 관점에 동감과 찬사를 보내는 바이다.

해부학적으로는 전혀 문제가 없는 여성들의 불임의 경우, 아이를 원하지 않거나 아이가 자신들에게 요구하게 될 어떤 것들에 대한 불안감 때문에 임신을 못하는 여성들이 많다.

한 논문에 의하면 불임치료에서 효과가 없었던 여성들은 주로 사회적으로 성공한 여성이 많다고 한다. 이 논문의 저자는 이런 여성들의 사회적인 성공을 "아이를 갖는다는 것에 대한 두려움, 의심, 모순된 감정을 극복하기 위한 지나치게 과장된 긍정적 태도"의 결과라고 해석했다.

임신은 수동적인 행동이며, 마라톤처럼 인생의 계획표에 짜여진 대로 진행시킬 수 있는 일이 아니다. 몇몇 연구 결과에 의하면 임신을 해야 한다는 목표에 대해서 지나치게 집착하게 되면 임신준비가 되어 있지 않은 미성숙한 난자를 배란하게 될 수도 있다고 한다.

이미 결혼한 여성이 여전히 의존적인 아이로 넘기를 원할 때에도 불임이 나타날 수 있다.

몇 가지 논문에서 밝혀진 흥미로운 사실은 불임 여성들은 주로 월경에 대하여 긍정적으로 받아들이지 않으며 영원히 아이처럼 지내기를 원한다는 점이다.

이런 여성들은 주로 앳된 얼굴과 체형을 가지고 있으며, 부모로부터 과잉보호를 받고 자란 경우가 대부분이고, 자신들이 여자로 성장하기에는 너무 약하다고 생각한다고 한다.

불임 부부의 남편과 아내의 관계 또한 연구되었다.

이 연구의 대상이 된 많은 여성들은 성관계를 가지는 것에 대해서 혐오감을 가지고 있는 경우가 많았다고 한다. 그들은 오르가즘을 느껴 본 적이 거의 없으며, 파트너와 성적으로 잘 맞지 않는다고 생각한다. 이런 여성들은 보다 잘 맞는 상대를 만나면 불임이 치유되기도 한다.

또 난관이 열려 있기는 하지만 완전히 정상적으로 기능하지 않는다면, 여성 내면의 어린 시절의 감정적인 문제 해결이 필요한 경우가 많다.

한 환자는 오랫동안 자궁내막증과 수술, 불임으로 고생한 끝에 왼손으로 자신의 감정을 기록하고 그림으로 표현함으로써 자신을 치유하였다.

왼손으로 그림을 그리면 오른쪽 뇌가 활성화되어 상상력과 감정이 풍부해지고, 이것은 치유과정에서 중요한 역할을 하게 된다. 어린 시절의 기억 또한 표면으로 드러나게 되는데, 우리가 평소 잘 사용하지 않는 손으로 글을 쓰고 그림을 그리는 일이 우리를 잠깐 동안 '어린아이 같은' 상황에 있다고 느끼게 해 주기 때문이다. 『여성의 몸 여성의 지혜』 크리스티안 노스럽 저, 강주현 옮김, 한문화, 2004, pp.309~318

그림을 통해 자신의 과거의 감정적 문제 해결을 찾는 미술치료의 영역이 요사이 우리 나라에도 서서히 자리 잡아가는 것은 바람직한 현상으로 본다.

나 또한 인도에 있을 때, 며칠 동안 통역자로서 미술치료 세션에 참여하게 되었는데, 어떤 테크닉에도 구애되지 않고 그냥 느낌을 붓 가는 대로 표현하는 그림을 자유롭게 계속 그려 나가면서 자신의 감정을 지켜보고 정화시켜 나가는 그런 프로그램이었다.

말로 표현하려고 할 때는 감추고 싶었던 부분도, 그림 속에서는 은연중에 타인을 의식치 않고 드러내게 되는 그런 놀라운 힘이 미술치료의 큰 장점이라고 느꼈다. 이제는 어떤 하나의 질병에 접근할 때 몸과 마음에 영향을 미치는 모든 요소를 종합적으로 보는 치료 시스템이 자리 잡아야 할 때인 것 같다. 그것에는 음악, 춤, 미술, 여러 종류의 영적 성장을 위한 워크숍, 명상, 호흡법 등이 포함되기를 바란다.

한의학에서도 불임의 여러 원인 중에 받아들이지 않고 내밀어 내는 여성의 에너지를 한 원인으로 본다. 아이의 수태(受胎)는 어찌 되었든 나 아닌 타인을 받아들이는 일이기 때문이다. 그래서 그걸 진단 해보기 위해서 무심코 여성의 어깨를 툭 쳐 보기도 한다. 그럴 때 움츠리는 자세를 취하는지, 아니면 가슴을 내밀고 대드는 자세를 취하는지를 보아서 그 여성의 에너지 특징을 참고해 볼 수도 있다.

불임의 여러 원인 중에 이런 원인으로 진단 된 경우에는 음혈(陰血)을 수렴하는 기운을 돕는 약재를 강조하여 군약(君藥)으로 삼고, 혈울(血鬱), 기울(氣鬱)을 풀어 주고 진액을 도와주는 약재를 조합하여 처방한다.

도움이 되는 차로는 음혈을 수렴시켜 주는 백작약(白芍藥)차, 기울을 푸는 동변초(童便炒) 향부자차, 혈울을 풀어 주는 당귀차, 진액을 도와주는 천화분(天花粉)차 등이 좋다. 이때 천화분은 쌀 뜨물에 1시간 정도 담군 것을 쓰는 것이 더욱 효과가 좋다.

뜸 치료도 도움이 많이 되는데 배꼽 부위에 있는 신궐(神闕)혈과 배꼽과 명치 중간 부위인 중완(中脘)혈, 배꼽 밑 3치 밑 중앙에서 젖꼭지 라인 2분의 1자리에 있는 수도(水道)혈, 배꼽 및 4치 밑에 있는 중극(中極)혈, 안쪽 종아리 복숭아 뼈 3치 위에 있는 삼음교(三陰交)혈 등에 오래 뜸을 하면 많은 도움이 된다.

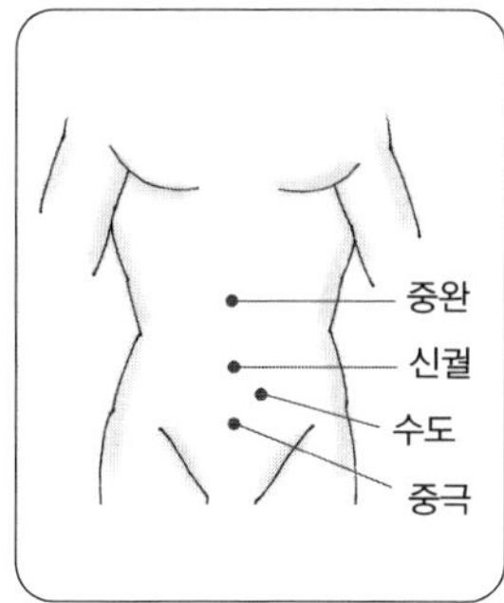

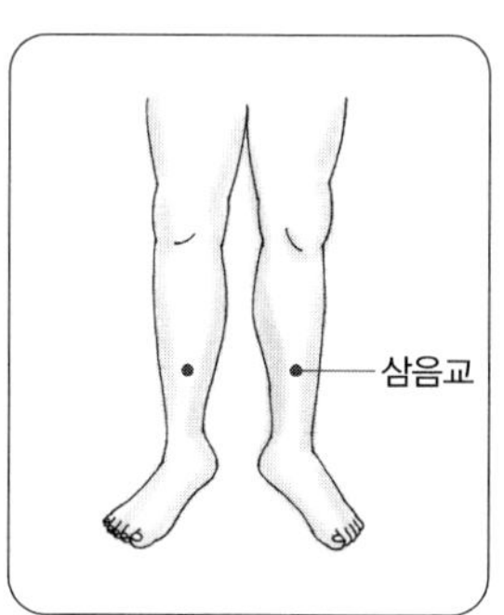

마사지도 아주 훌륭한 치료법이 되는데 이런 경우는 전신의 마사지가 다 좋지만, 특히 복부의 오장육부 부위 마사지가 좋으며, 우리 몸의 기초와 토대를 이루는 서혜부, 천골부, 회음부의 마사지에 주의를 기울일 필요가 있다.

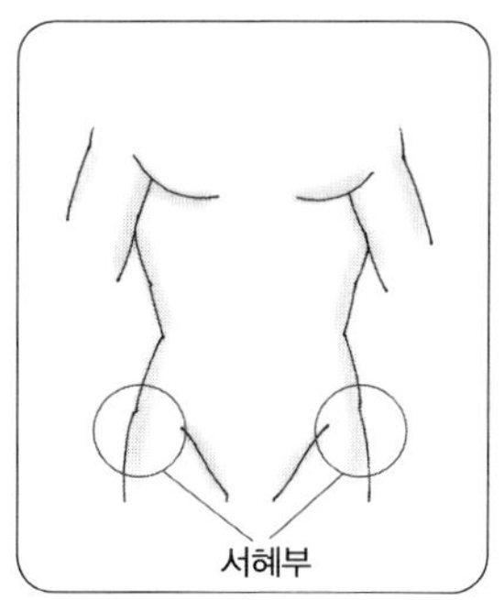

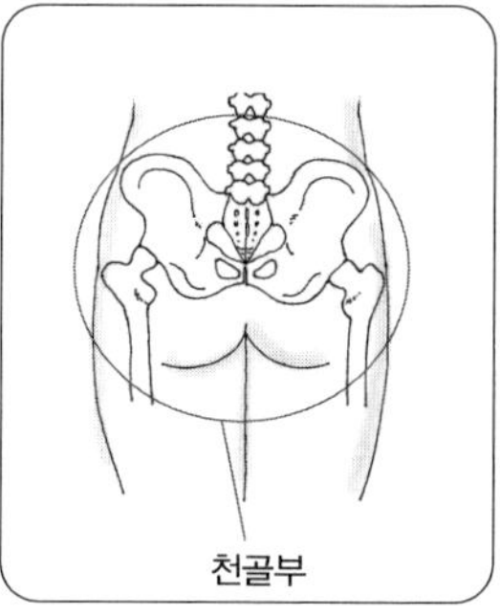

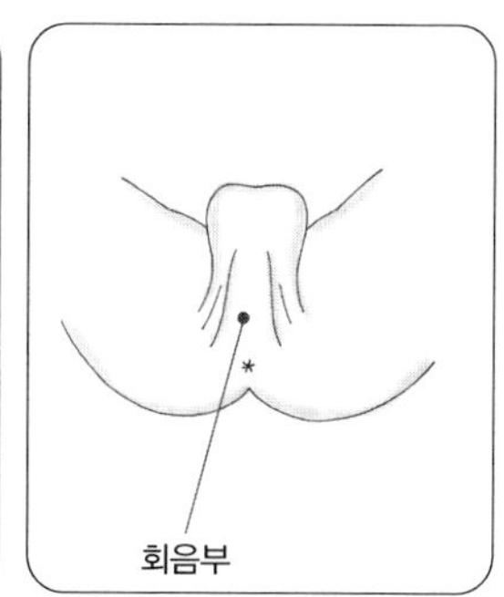

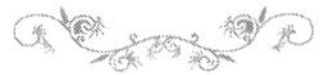

폐경기(閉經期)의 문제에 대한 새로운 이해

우리 나라의 평균 수명도 이젠 예전에 비교해서 훨씬 높아진 상황에서, 폐경기 여성이 상실감에 젖어서 삶의 활력을 포기하고 만 살기에는, 적극적으로 가치 있게 누려야 할 삶이 너무나 많이 펼쳐져 있다는 사실을 알아야 한다. 그래서 미국 심신의학협회의 회장을 역임한 크리스티안 노스럽(Christian Northrup) 은 <폐경기 여성을 위한 여성의 몸 여성의 지혜>라는 책을 따로 발간하여 폐경기 여성의 인식 변화에 대하여 역설하기도 하였다.

그 분의 폐경기 여성의 새로운 인식 전환에 대한 내용은 참으로 귀 기울일 만하여 여기에 실어 본다.

일반적인 의학적 사고방식에선 폐경기는 자연스러운 과정이 아니라 기능적인 실패나 쇠퇴의 관점으로 보는 결핍성 질병이다. 그런데 나이 들어가는 것을 어떻게 경험하게 될지는 믿음에 의해서 결정된다.

'몸에 대한 무의식의 영향' 으로 국제적인 권위를 인정받은 디팩 초프라 (Deepak Chopra)박사는 멕시코의 타라후마라 인디언족을 대상으로 그들의 달리기 능력을 비교한 연구에서 다음과 같은 사실을 보고하였다.

"이 부족의 몇몇 사람들은 일상적으로 매일 마라톤과 같은 거리를 달리거나 그 이상을 달리고, 정기적으로 경주를 한다. 흥미로운 사실은 인간이 가장 잘 달릴 수 있는 나이가 60대라고 믿고 있다는 것이다. 조사 대상 중에서도 폐활량이 가장 크고 심장혈관이 가장 건강하며 지구력이 최고인 사람들은 60대의 선수들인 것으로 밝혀졌다. 이것은 믿음이 육체적인 현실로 나타난 하나의 예이다."

폐경기의 증상들은 대부분 난소의 기능 중단으로 인한 에스트로겐 결핍상태라고 배워 왔다.

하지만 한 가지 재미있는 것은 폐경기에 난소에서 호르몬 분비가 줄어들면 다른 곳에서의 안드로겐 류의 호르몬 분비가 두 배나 증가한다는 사실이다.

안드로겐은 약화된 에스트로겐을 대신하여 작용할 수도 있고 에스트로겐의 전구체(前驅體)가 될 수도 있다. 이와 같이 건강한 폐경기 여성의 몸은 자연스럽게 난소의 호르몬 변화에 대처하기 위한 준비를 하게 된다. 그러므로 충분한 양의 안드로겐을 생성할 수 있는 여성들에게는 사실상 호르몬 대체요법이 필요하지 않다.

폐경기와 관련된 여러 증상들은, 부분적으로 폐경기가 시작되기 이전의 몇 년에 걸친 신진대사 수단의 소모 때문이라고 할 수 있다.

폐경기라는 과도기를 무리 없이 거쳐 가기 위해서는 부신(副腎)의 힘과 영양상태가 양호해야 한다. 건강한 여성의 부신은 서서히 난소로부터 호르몬을 생성하는 일을 넘겨받게 된다.

하지만 많은 여성들은 감정적, 영양적인 고갈상태에서 폐경기를 맞이하게 되고, 이것은 부신이 기능을 수행하는데 영향을 끼치게 된다.

이러한 상황에서 여성에게는 내분비물의 균형이 다시 회복될 때 까지 호르몬적, 영양적, 감정적인 보살핌과 그 밖의 여러 가지 지원이 요구된다.

부신은 폐경 후의 시기를 활기차고 열정적으로, 그리고 능률적으로 거쳐 가기 위해 우리에게 필요한 호르몬을 제공해 준다.

부신의 기능 장애에는 또한 흐릿한 사고력 · 불면증 · 저혈당증 · 재발성 감염 · 우울 · 기억력 상실 · 두통 · 설탕 탐식증 등의 증상들로 나타날 수 있다.

스트레스의 빈도와 강도가 너무 심해지면 시간이 지나면서 부신은 지쳐 버릴 수도 있다. 그래서 홍조(紅潮) · 질 건조증 · 질 염증 · 질 위축증 · 골다공증 등의 증상이 나타날 수 있다.

일찍 자고 충분한 수면을 취하며, 자신을 웃게 만드는 재미있는 활동을 하고, 가능한 한 설탕이 적게 함유된 자연식품을 섭취하면서 적당한 운동을 하면 매우 효과적이다.

폐경에 대한 가장 일반적인 오해는 폐경기 동안은 성적인 욕구와 행위가 현저하게 줄어든다는 생각이다. 하지만 인간의 성적 쾌락과 생식 능력은 뚜렷이 구별되는 기능이다.

성욕에 중요한 역할을 하는 테스토스테론이 나이가 들면서 다양한 이유로 감소하는 것은 사실이다. 하지만 갱년기나 폐경 이후에 성욕과 성행위가 더욱 증가하는 여성들도 있다.

결혼생활에 만족하지 못했던 폐경기 여성들이 더 적합한 상대와 재혼을 해서 전보다 훨씬 만족스러운 성생활을 하게 되는 경우도 많다.

어떤 노부인은 질 건조증 때문에 더 이상은 성관계가 불가능한 것이 아닌가 걱정했다. 하지만 첫 남편과의 40년 간의 결혼생활 동안 한 번도 오르가즘을 느껴 본 적이 없는 그녀는 재혼을 하고 나서는 성관계를 가질 때마다 매번 규칙적으로 일곱 번의 오르가즘을 느끼게 된다고 한다.

그녀는 또 성행위가 이렇게 아름다울 수 있는지 몰랐다고 말했다. 그 노부인에게 필요했던 것은 단지 약간의 에스트로겐 크림과 자신이 정상이라는 확신이었던 것이다.

이런 올바른 인식의 연장선상에서, 많은 폐경기 여성들이 흔히 경험하는 흐릿한 기억력도 모두 치매증상이 아니라는 것을 알아야 한다.

뇌기능에 대한 정확한 열쇠는, 시간의 흐름에 따른 뇌세포의 정상적인 손실이 반드시 기능의 손실과 연결되는 것은 아니라는 점을 깨닫는 것이다. 사실 몇몇 논문에 의하면, 평생 동안 우리는 순수에서 지혜로 옮아가면서 뇌기능이 지혜의 선을 따라 틀이 잡혀 간다고 한다. 당신의 뇌가 최상의 모양과 기능을 유지하기 위해서는, 뇌를 가지치기가 필요한 나무라고 생각하라.

노화에 의한 뇌세포의 손실은 실제로 최상의 기능을 방해하는 불필요한 가지를 잘라 주는 것이다. 즉 당신이 나이를 먹고 경험을 쌓아 갈수록 당신의 뇌에서 불필요한 연결체나 세포는 없어지지만 필수적인 새로운 연결체는 성장한다.

이와 대조적으로 정신지체아들은 나이가 들어도 이러한 선별적인 기능을 수행하지 못하는 것으로 나타났다는 것은 흥미로운 일이다.『여성의 몸 여성의 지혜』 크리스티안 노스럽 저, 강주현 옮김, 한문화, 2004, pp.369~402

그리고 우리 사회에서 불고 있는 움직임 중에, 폐경기(閉經期)라는 어감이 뭔가 쓸모없어지는 느낌을 주는 것 같아서 맞지 않다 하여, 생리 과정을 완수해 냈다는 긍정적인 느낌을 주는 완경기(完經期)라는 용어를 쓰기 시작하는 것은 반가운 일이다. 모든 상황에는 그 상황이 주는 의미와 가치가 있다는 통찰은 참으로 귀한 것이 아닐 수 없다.

한의학에서도 폐경기 증상들을 우리 몸의 수(水) 에너지인 정수(精水)의 보충을 통하여 부신(副腎)의 기능을 돕는 치료를 하게 된다. 신양(腎陽)과 신음(腎陰)을 모두 돕는 치료가 더욱 효과적인데 상품(上品)의 녹용(鹿茸)이 그런 약재이며, 또한 기혈 모두를 보(補)하는 치료를 일반적으로 한다. 도움이 되는 차로는 대보원기(大補元氣)하는 인삼차나 보기약(補氣藥)인 감초차가 좋다.

그런데 인삼은 부신에서 분비하는 DHEA와 코티솔의 전구체인 프레그네놀론과 관계있는 성분을 함유하고 있고, 감초는 코티솔과 비슷한 효과를 가진 식물성 호르몬을 함유하고 있어서 부신의 기능에 도움을 주는 것으로 생화학적으로도 밝혀져 있다.

뜸 치료도 도움이 많이 되는데 배꼽 부위에 있는 신궐(神闕)혈과, 배꼽과 명치 중간 부위인 중완(中脘)혈, 배꼽 밑 3치에서 옆으로 젖꼭지 선의 2분의 1점인 수도(水道)혈, 배꼽 밑 4치에 있는 중극(中極)혈, 안쪽 종아리 복숭아 뼈 3치 위에 있는 삼음교(三陰交)혈 등에 오래 뜸을 하면 많이 도움이 된다. 단, 다른 혈 자리는 직접 뜸, 간접 뜸 모두 좋으나, 신궐(神闕)혈은 간접 뜸을 해야 한다.

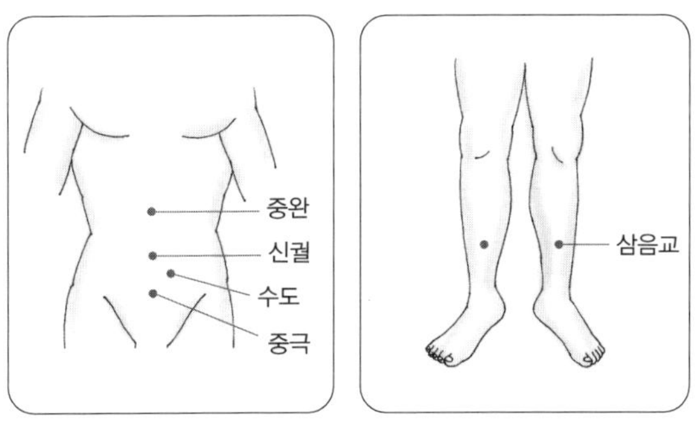

마사지도 아주 훌륭한 치료법이 되는데 이런 경우는 전신의 마사지가 다 좋지만, 특히 복부의 오장육부부위 마사지가 좋으

며, 우리 몸의 기초와 토대를 이루는 서혜부, 천골부, 회음부의 마
사지와 더불어, 특히 등쪽으로 배꼽 높이 정도의 신수(腎俞), 지실
(志室)혈 부위의 마사지에 정성을 들여 집중할 필요가 있다.

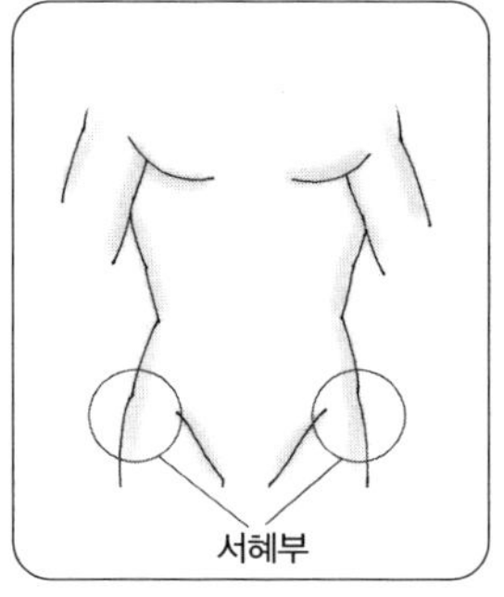
서혜부

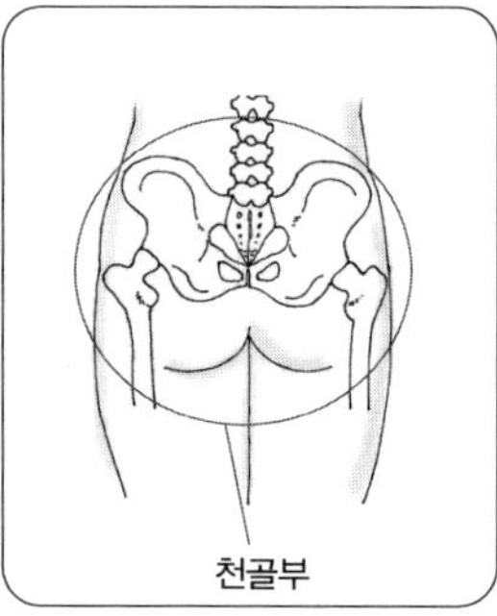
천골부

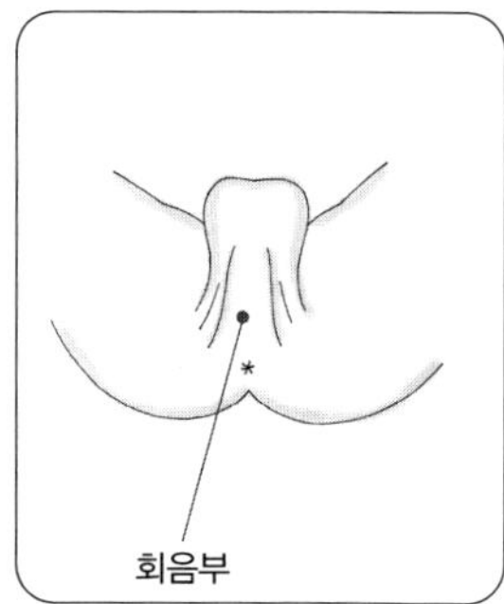
회음부

병적(病的)인 조루(早漏)의 한의학적 이해

조루란 삽입성교 시간이 몇 분이냐에 달려 있는 것이 아니고, 자신이 스스로 사정시간을 조절하는 것에 대해 성공하는 확률로 정의되는 것이다.

그런데 사정조절의 보통 어려움보다는, 더 심각한 증상으로 나타나는 경우도 있는데, 백음(白淫), 유정(遺精), 몽설(夢泄), 몽유(夢遺) 등의 증상으로 나타나기도 한다.

백음(白淫)이란 교합하지 않고도 정액이 흐르는 것을 말하는데, 음담(淫談)을 듣거나, 혹은 미색(美色)을 보거나, 사념이 무궁한데 원하는 바를 못 이루거나, 정액을 낭비하는 방사(房事)가 심하면 음경이 이완하여 정(精)이 저절로 나오는 증상이다.

이런 백음(白淫)증은 포르노 등 악성 음란물이 범람하는 요즘의 상황에서 종종 나타나는 증상이다. 치료를 할 때는 심화(心火)를 내리고, 신음(腎陰)을 보(補)하는 약재를 적절히 배합하여 처방을 한다.

도움이 되는 차로는 심화(心火)를 내려 주는 황백(黃栢)차가 좋

고, 지나치게 정욕에 망동하는 것을 진정시켜 주는 진주(珍珠)를
소량 가루 내어 차에 타서 마실 수도 있다.

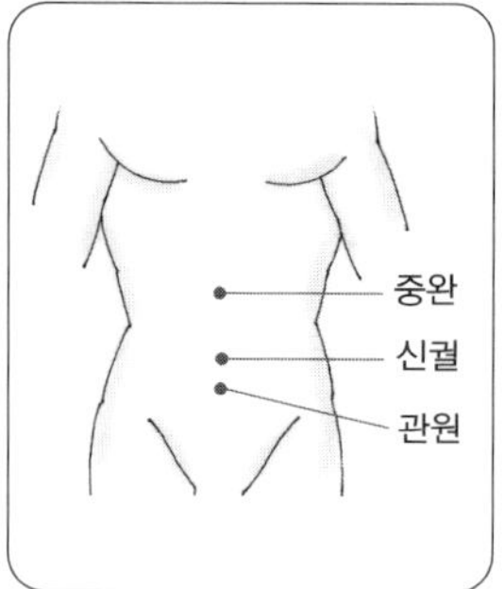

뜸 치료도 도움이 많이 되는데 배꼽 부위에 있는 신궐(神闕)혈과, 배꼽과 명치 중간 부위인 중완(中脘)혈, 배꼽 밑 3치 밑 관원(關元)혈 등에 오래 뜸을 하면 많이 도움이 된다.

유정(遺精)이란, 정욕이 한번 동(動)하여, 정(精)이 사념을 따라 응체하여 오래되면 음경이 가렵고 아파서 소변이 잘 나오지 않고, 또 소변을 보면 소변과 함께 정(精)이 나오며 그렇지 않으면 저절로 흐르는 증을 말한다.

이것은 모두 방사(房事)의 노상(勞傷)과, 사술(邪術)의 침입으로 말미암은 증이니, 심화(心火)를 하강시키는 약재를 적절히 배합하여 치료를 한다.

도움이 되는 차로는 심화(心火)를 내려 주는 황련(黃連)차가 좋은데 맛이 많이 쓰다. 그러나 심화(心火)가 많은 사람들은 별로 쓰지 않게 느끼고 오히려 뒷맛을 달다고 느끼는 특징이 있다.

뜸 치료도 도움이 많이 되는데 배꼽 부위에 있는 신궐(神闕)혈과, 배꼽 밑 3치 밑 관원(關元)혈 가슴부의 양 젖꼭지 정중앙에 있

는 전중(?中)혈 등에 오래 뜸을 하면 많이
도움이 된다.

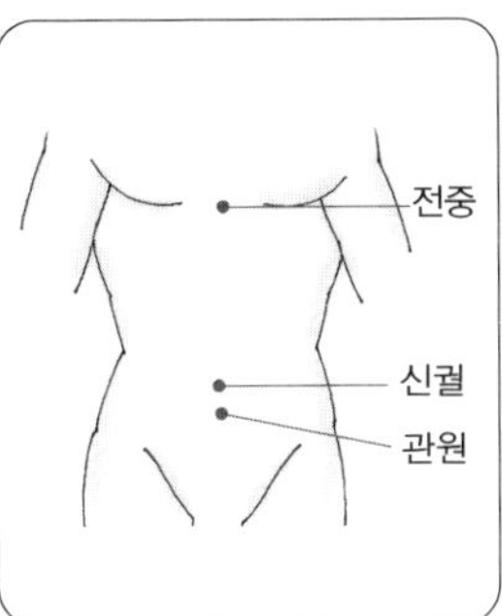

몽설(夢泄)은 꿈속에서 사정이 되는 증
상을 말하며, 그 증세가 세 가지가 있다.

첫째는 나이가 어리고 기가 왕성한 사
람이 홀로 지내면서 강제로 정욕을 참으면서 자기도 모르는 중
에 흐르는 것이 마치 병에 물이 차면 넘치는 것과 같은 것이며
약을 쓰지 않아도 무방하다.

둘째는, 심장의 기가 허하여 주재하지 못하면 심장이 열(熱)의
사(邪)를 받고 양기(陽氣)를 수습하지 못하여 흐르게 되니, 이것은
병이 기울어져서 물이 넘치는 것과 같으며, 또 흔히 있을 수도 있
는 일이다. 병증이 경(輕)한 것이므로 화평한 약을 쓰면 된다.

셋째는, 장부가 허약하고 진원(眞元)이 오래 허해지고 말라서
심(心)이 사념을 주도하지 못하고 신(腎)이 정(精)을 통제하지 못
하여 흐르는 것이니 이것은 병이 깨어져서 물이 저절로 흐르는
것과 같은 것이다. 그 증세가 매우 중(重)한 것이므로 크게 보(補)
하지 않으면 안 된다.

기혈을 모두 보(補)하는 약재를 적절히 배합하여 처방한다.

도움이 되는 차로는 심화(心火)를 내리는 황련(黃連)차나, 삽정
(澁精)하는 연자육(蓮子肉)차가 좋다.

뜸 치료도 도움이 많이 되는데 등에 있는 심수(心兪), 신수(腎兪)혈과 배꼽 부위에 있는 신궐(神闕)혈과, 배꼽 밑 3치 밑 관원(關元)혈 등에 오래 뜸을 하면 많이 도움이 된다.

몽유(夢遺)는 꿈에 괴물과 함께 교합하여 정액을 흘리는 증상이며, 이것은 열을 다스려야 할 경우도 있고, 기혈을 보(補)해야 할 때도 있으며, 울체(鬱滯)에 의한 경우도 있다.
울체에 의한 경우일 때는 삽정(澁精)하는 약을 쓰면 더욱 울체가 심해지고 병이 심해진다.
이럴 때에는 기운을 소통시기는 약재들을 직질히 배합하여 처방하는데, 도움이 되는 차로는 기를 편안하게 소통시켜 주는 목향(木香)차나, 유자차가 좋다.

뜸 치료도 도움이 많이 되는데 가슴부위 양 젖꼭지 정중앙에 있는 전중(前中)혈, 등에 있는 심수(心兪), 신수(腎兪), 배꼽 부위에 있는 신궐(神闕)혈과 배꼽 밑 3치 밑 관원(關元)혈 등에 오래 뜸을 하면 많이 도움이 된다.

또한 위에서 언급된 모든 증상에 하복부, 서혜부, 천골부, 회음부, 그리고 옆구리 부위, 가슴부위의 마사지로 기혈 순행을 시키면 큰 도움이 된다.

발기부전(勃起不全)의 한의학적 이해

<동의보감>에 의하면 발기부전을 음위(陰痿)라고 하며, 음위(陰痿)란 모산(耗散)이 과도하여 간(肝)과 근육을 손상한 소치이니 경(經)에 이르되 "족궐음 간경(足厥陰 肝經)의 경락이 병들어서 안에서 상하면 음경이 일어나지 않는다"는 것이 즉, 그것이라고 설명하고 있다. 그래서 과로와 스트레스 상황에서 발기가 잘 안 되는 것인데, 한의학에서는 스트레스를 간기(肝氣)의 울결(鬱結)로 표현할 수 있는 것이다.

발기부전의 경우 기혈의 소모가 너무 심해서 온 경우 기혈을 보익하는 한약으로 쉽게 좋아지지만 심리적 스트레스가 오래 쌓여서 온 것은 종합적 치료가 필요하다.

발기부전의 경우 상대 파트너에 따라 기능이 달라지는 상대적 발기부전이 많은 것을 볼 때, 부인이 미묘하게 스트레스와 부담감을 주거나, 부인은 그렇지 않은데도 남자가 스스로 부담감과 스트레스를 느끼는 경우 등이 있다.

그런데 때로 이것이 워낙 미묘한 것이어서 스스로도 원인을 파악하지 못할 때가 있다. 이럴 땐 최면이나 NLP 요법 등 심리치료를 통하여 나타날 때가 많다.

우리 옛날 말 중에 "옆집 파전 때문에 원수 되었다"는 말이 있다.

서로 사이좋게 잘 지내는 이웃집 사이여서 음식을 만들면 서로 주고받고 나누고 돈도 서로 믿고 꾸어 주고 하던 사이였다. 그런데 하루는 옆집에서 파전 지지는 냄새가 났다. 평상시 같으면, 좀 있다가 그 집에서 파전을 한 접시 가져오곤 했었는데 그날은 전혀 소식이 없자 은근히 이상한 느낌이 올라오면서 약간 소외된 느낌, 약간 배신감 같은 것이 생긴다. 하지만 이것을 누구에게 말할 수도 없는 것이 말을 하면 속 좁다고 할 것 같고, 안하고 삭히지니 뭔가 개운치 않고 하여 그냥 이 삼성이 싶은 부의식으로 들어가게 된다.

그래서 그 후로 서로 교류할 때 괜히 상대가 이기적으로 느껴지고 흠이 잘 보이며, 본의 아닌 일에 오해를 스스로 키우고 그렇게 발전하다가 결국은 원수지간이 되었다는 이야기다.

반대의 경우도 있다.

한 친구 집에 놀러 가서 그 집에서 잠도 자게 되었다. 그런데 그날 밤 자기 실수로 촛불을 안 끄고 자다가 촛불을 넘어뜨려 그 집을 홀랑 태워 버린 일이 있었는데, 그때 주인 친구가 와서 사람 안 다친 것이 오히려 다행이라며 걱정치 않더라는 것이다.

이렇게 오히려 큰일에는 대범해지기 쉽다. 물론 그 두 사람은 오랫동안 좋은 우정으로 잘 지냈다고 한다.

두 이야기에서 말해 주듯이, 더욱 깊은 문제들은 대개 사소하고 미묘한 것에서부터 시작된다. 그래서 파트너와 사소한 것도 늘 허심탄회하게 털어놓는 분위기를 만드는 것은 큰 문제를 예방하는 차원에서도 아주 중요하다.

한의학에서는 하초 맥이 미세할 때에는 간신(肝腎)을 주로 보익(補益)하는 약재와 간기울결을 풀어주는 약 등을 적절히 배합하는 처방을 쓴다. 도움이 되는 차로는 씨앗으로서 수(水) 에너지, 정(精) 에너지를 도울 수 있는 구기자(枸杞子), 오미자(五味子), 복분자(覆盆子)차 등이 좋다.

뜸도 도움이 많이 되는데 배꼽 부위에 있는 신궐(神闕)혈과, 배꼽 밑 3치 밑 관원(關元)혈, 무릎 밑으로 정강이 바깥쪽으로 3치 밑의 족삼리(足三里)혈 등에 오래 뜸을 하면 많이 도움이 된다. 또 음경 뿌리 부분에 아주 작게 뜸을 뜨는 것도 좋다.

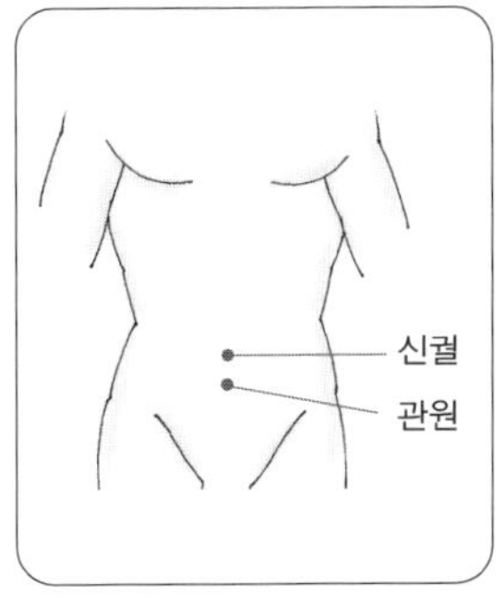

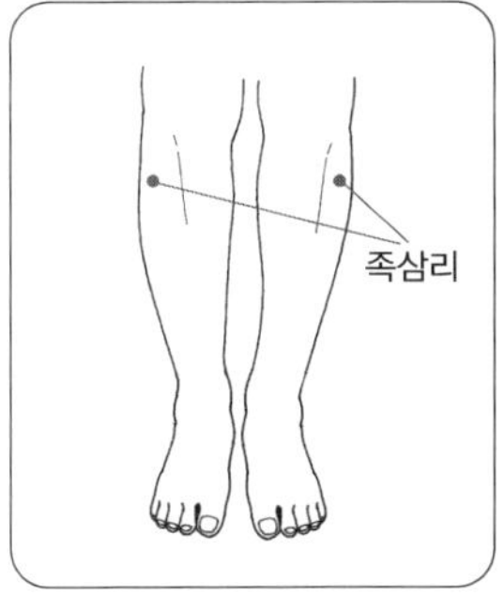

마사지로는 서혜부, 하복부, 회음부, 천골부가 효과적이며 성기를 직접 마사지 하는 것도 도움이 된다.

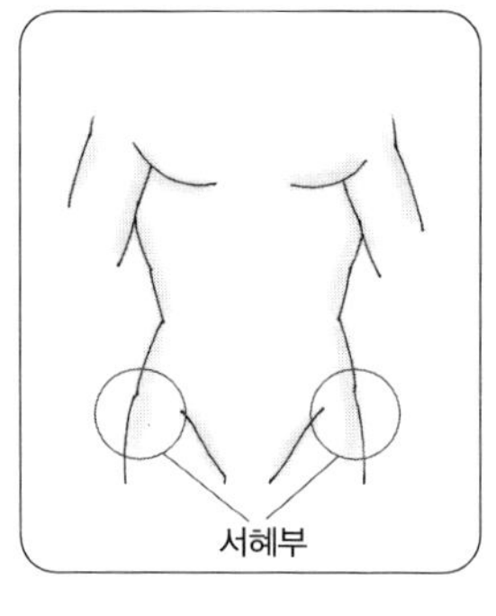

서혜부

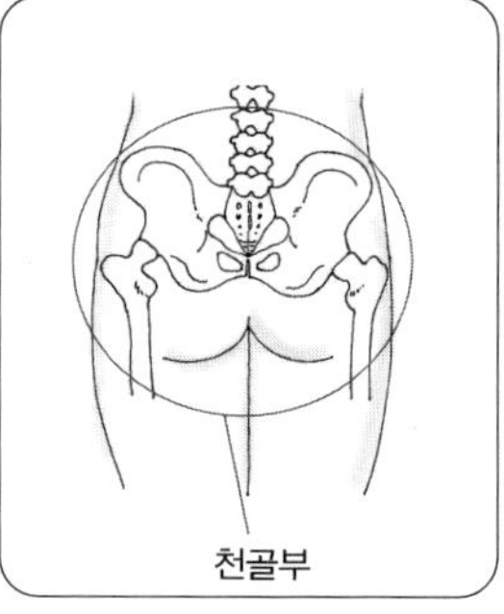

천골부

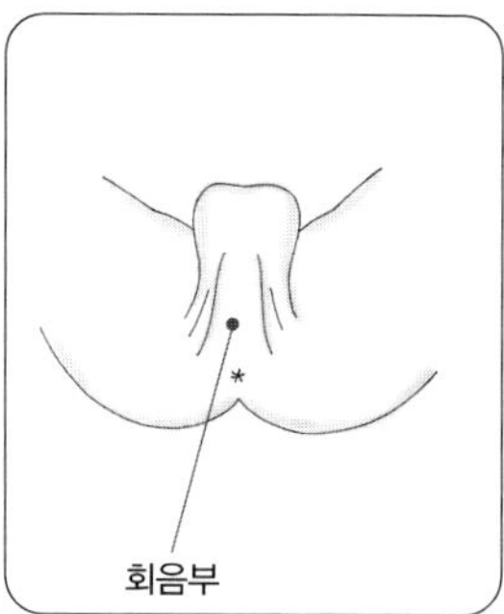

회음부

또 단전호흡법은 이런 기혈의 조절에 탁월한 수련법이다. 그 안에는 사람들에게 잘 알려진 항문을 조이는 원리 등이 다 포함되어 있다.

변형과 초월을 꿈꾸는 사람에게
성(性)에서 성(聖)까지, 신(身)에서 신(神)까지

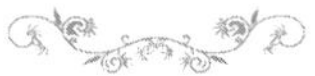

곽노순 목사의 섹스올로지(sexology)

평소에 존경하는 곽노순 목사님의 섹스올로지를 여기에 싣는 것을 큰 영광과 행운으로 생각하며, 그 글귀 한 단어 단어마다 생명이 살아 있음을 느끼며, 인간의 탐구에 관심이 있는 모든 이와 함께 나누고 싶은 마음이다.

천지에 충만한 에너지

어느덧 가을이 무르익었습니다. 봄은 여자의 계절이요, 가을은 남자의 계절이라고 하는데, 과연 타당성이 있는 것인지 물음표를 붙여 봅시다. 언뜻 생각하면 강인한 남성 쪽이 추위를 덜 탈 것 같지만, 사실은 지방이 많은 여성이 남성보다 추위에 잘 견딥니다. 추위는 여성보다는 남성에게 더 자극적이고, 추위에 자극을 받은 남성의 정자 생산 능력이 향상되어, 가을이 되면 남성들의 마음이 싱숭생숭해지는가 봅니다.

난자 생산능력이 일정한 여성은 더위나 추위에 영향을 받기보다는 환경 자체의 변화에 더 민감하여, 꽃이 피고 새가 우는 봄이 되면 마음이 달뜨게 됩니다.

봄이면 여성이 달뜨고 가을이면 남성이 달뜨니, 임을 찾는 인간의 노래는 어떤 짐승보다 더 왕성하여 '생육하고 번식하도록' 되어 있는 모양입니다.

왜 모두가 남성 아니면 여성으로 태어나서, 상대를 그리워하는 노래를 지칠 줄 모르고 불러 대면서 이 인생 마당을 울긋불긋 장식하는 것일까요?

성 에너지는 천지에 가득 차 있습니다. 성 에너지는 곧 생명 에너지요, 자연 에너지입니다. 식물이든 동물이든, 섹스를 통해서 씨를 퍼뜨리도록 되어 있습니다. 나무들은 꽃을 피움으로써 아무 부끄러움 없이 생식기를 온 천하에 드러내어 보여줍니다. 한가운데에 암술이 있고, 그 주변에 수술이 옹기종기 모여서 있는 모습을 보면서, 왜 저들은 자기들끼리 의지를 작용하여 붙지 않고 바람이나 벌을 기다리는가? 하는 의문에 사로잡히곤 합니다. 꽃은 우연이라는 요소가 첨가되어 열매 맺기를 기다리고 있는 셈이니, 그것이 곧 우리 인간에게는 연애 기간에 해당하는 것이 아닐까요?

가을이 무르익으면 연어들은 고향을 찾아 바다에서 강으로 돌아옵니다. 강에서 태어난 치어들이 바다에서 성장하고 알을 배어 다시 강으로 돌아와 수정을 하니, 암수가 있긴 하지만 사실은 바다가 자궁인 셈입니다. 연어는 암수가 물 속에서 나란히 있다가 입을 동시에 벌리고 10~20초 동안 방란(放卵), 방정(放精)을 하면

서 클라이맥스에 도달합니다. 육체 접촉을 전혀 하지 않는 셈이
지만, 과연 그들에게는 아무 쾌락도 없는 것일까요? 육체를 만지
거나 삽입하지 않지만, 부르르 몸을 떠는 동작을 보면 큰 희열을
폭발시키고 있음이 분명해 보입니다.

<코쿤>이라는 영화에는 몸을 접촉하지도 않은 채 영혼의 교감
만으로 절정에 도달하는 외계인들의 섹스 장면이 나오는데, 연어
들도 그렇게 보이지 않는 사랑의 교감을 나누는 것이겠지요.

산란이 이루어진 다음에는 암컷이나 수컷이나 모두 일주일 이
내에 죽고 마니, 우주를 풍요롭게 하기 위해 자신의 모든 것을 다
쏟아 붓는 그 사랑이 아름답다 하지 않을 수 없습니다.

존재의 출발점

천지에 성 에너지가 충만해 있고 성 에너지는 곧 생명 에너지
라고 했지만, 이 생명 에너지는 동물이나 식물이 아닌 것들에게
서도 찾아볼 수 있습니다.

사실 이 지구상에는 암수로 나뉘어서 씨를 퍼뜨리는 것보다는
박테리아나 지렁이처럼 자기 복제를 통해서 자손을 증식하는 숫
자가 훨씬 더 많아서, 무려 80%에 달합니다. 그럴 수가 있느냐고
의문을 품는 분이 계시다면, 박테리아의 숫자를 한 번 생각해 보
십시오.

성이라는 것이 결국은 자손을 퍼뜨리기 위한 수단이고, 여기에

는 말할 수 없는 쾌감이 따르기에, 날로 날로 생육하고 번성하도록 되어 있는 것이 우주의 섭리라면, 박테리아 같은 미생물들의 자기 분열에도 인간이 경험하는 것과 등가적인 쾌감이 따른다고 유추할 수 있습니다.

따지고 보면, 박테리아의 자기 분열이 고등동물이라는 우리 인간들의 몸 안에서도 일어나고 있습니다. 우리가 누구입니까? 우리 또한 하나의 알세포에서 분열을 거듭하여 100조 개의 세포를 거느린 주인이 된 것입니다.

그러면 하나의 알세포가 몇 번이나 분열을 거듭해야 100조 개의 세포가 될 수 있을까요? 무진장 분열을 거듭해야민 100조 개라는 어마어마한 숫자에 도달할 것 같지만, 실상은 그렇지 않습니다. 2, 4, 8, 16, 32, 64……, 이렇게 46번의 분열을 거듭하면 됩니다. 2의 46승. 46번 거듭 분열하면 인간의 몸이 완성되는데, 인간의 염색체 숫자 또한 46개이니, 이를 과연 우연의 일치라고만 볼 수 있을까요?

그런가 하면 인간의 길흉화복이 다 들어 있다는 주역의 괘는 64개이니, 이는 2의 6승에 해당합니다. 그 정도쯤에서 인간사 길흉화복이 분류될 수 있다고 본 것이 아닐까요? 여기에서 한 걸음 더 나아간다면 128괘가 될 것이고, 한 걸음 덜 나아간다면 32괘가 될 것입니다.

인간의 염색체 수는 어떻게 해서 46개가 된 것일까요? 정자의 23개와 난자의 23개가 더해져서 46개가 된 것입니다.

그러면 우리 모두, 자기 존재의 출발점으로 여행을 떠나 봅시다.

정자와 난자의 크기는 어느 정도일까요? 볼펜으로 점을 찍으면 그 직경이 1밀리미터의 절반인 0.5밀리이고, 먼지의 직경은 0.1밀리미터입니다. 1밀리미터의 1000분의 1을 1미크론(μm)이라고 하는데, 이것이 박테리아의 크기입니다. 그런데 정자는 6미크론이고, 난자는 정자의 50배인 300미크론(1/3밀리미터)입니다. 정자는 눈으로 볼 수 없지만, 난자는 눈으로 겨우 확인할 수 있는 정도의 크기입니다. 난자를 향해서 헤엄쳐 가는 2억 마리의 정자를 생각해 보십시오(2억 분이라고 해야 할까요?). 정자의 입장에서는 돌연 50배나 큰 물체가 나타납니다. 가히 천체에 비유할 수 있을 것입니다.

결국 난자에 도달하는 것은 하나의 정자이니 이를 치열한 경쟁이라고 표현합니다만, 사실은 그렇지 않습니다. 50배나 큰 천체에 도달해서 이를 꿰뚫어야 하는데, 한 마리의 힘으로는 불가능합니다. 그래서 근처에 도달한 몇 백 마리가 협력해서 난자라는 이 천체를 돌리는 것입니다. 그리고는 또, 열두세 마리가 협력해서 한 마리를 이 천체에 들여보냅니다. 한 마리가 수정에 성공하면 나머지는 세포 분열 때에 영양분으로 자신을 바칩니다. 그러니 엄청난 자기희생이요 협력 관계이지, 결코 경쟁 관계가 아닙니다.

그렇게 수정이 이루어지고, 46번의 세포 분열을 거듭하여 여러분이 태어나게 된 것입니다. 우주의 수수께끼가 여기에 다 들어 있고, 여러분은 또 섹스를 통해서 수수께끼를 되풀이합니다. 그러니 섹스란 지극히 신비스러운 것이고, 경건한 것입니다. 예전에는 신께 감사 기도를 드리고 교합을 하는 이들이 적지 않았다고 하는데, 가히 본받을 만한 일이 아닌가 합니다.

"성이라는 것이 결국은 자손을 퍼뜨리기 위한 수단이고, 여기에는 말할 수 없는 쾌감이 따르기에, 날로 날로 생육하고 번성하도록 되어 있는 것이 우주의 섭리라면, 박테리아 같은 미생물들의 자기 분열에도 인간이 경험하는 것과 등가적인 쾌감이 따른다고 유추할 수 있습니다."

불로 태우고 물로 씻으라.

아브라함은 100세에 아이를 낳았는데, 아내는 그 당시에 90세였습니다. 90세의 나이에 달거리를 하고 애를 가졌으니 회춘한 셈입니다. 그런가 하면 아브라함은 175세의 나이에도 첩을 두고 살았습니다.

모세는 120세에도 눈빛이 성성하고 기력이 정정하였다고 하며, 하나님의 명령에 따라 자기 발로 산에 올라가서 죽음을 맞이했다고 합니다.

하지만 지난 1천 년 동안 인류는 섹스를 즐거움으로 표현할 수 없었습니다. 60세의 회갑을 성대하게 축하할 정도로 수명이 단축 되었고, 한때는 평균 수명이 고작 40세 정도였습니다. 부단히 일하지 않으면 끼니조차 잇기 어려웠고, 그나마 영양 부족이기 십상이었습니다. 가족계획이라는 것도 없는 때여서 생기면 생기는 대로 줄줄이 아이들을 낳아 놓고는 먹이고 입히기에 고단하기만 한 세상살이여서, 성을 즐긴다는 것은 꿈같은 이야기였지요.

이제는 과학 문명의 발달로 수명이 늘어나고, 경제적으로도 풍요로움을 누리고 있어, 태고적의 좋은 시절이 다시 오고 있다고 할 수 있습니다. 900살이 넘도록 살았다는 창세기의 그 시절이 다시 찾아오고 있는 것입니다.

한편에서는 정(精)을 보존하는 비법을 이야기하기도 합니다만, 정이라는 것도 왕성하게 생산될 수 있어야 보존할 수도 있는 법입니다. 왕성한 생산능력이 없는데도 이를 보존하려 든다면, 자전거를 세워 두고 타지 않는 것과 마찬가지이고, 칼을 칼집에만 고이 간직하여 녹슬게 하는 것과 같습니다.

한편에서는 또 정력을 강하게 한답시고 사슴녹용이다, 곰쓸개다, 물개의 무엇이다 하여 애꿎은 동물 사냥을 부추기는 이들도 적지 않습니다. 하지만 동물의 어느 부위에 정력이 담겨 있어 이를 취하는 데에 비방이 있는 것이 아닙니다.

물개가 왜 정력이 강할까요? 물에서 놀다가 뭍으로 나와서 햇볕 쬐기를 번갈아 하는 물개는, 화토공수(火土空水)의 에너지를 골고루 섭취하고 있는 셈입니다. 화토공수의 에너지에 노출되고, 이 에너지를 먹는 데에 생명력이 왕성해지는 비법이 있는 것입니다.

숲 사이의 공터에서 서너 명이 불을 피우고 둘러앉아 타오르는 불을 계속 들여다본다면, 이는 영생의 조건을 갖추는 것이 됩니다. 세상을 살다 보면 그늘지고 부정적인 에너지가 들어붙게 마련인데, 불은 네거티브 에너지를 말려 버립니다. 불을 오랫동안 들여다보고 있으면 축축하고 지저분한 에너지가 다 타 버립니다.

물 또한 나쁜 기운을 씻어 내는 정화 작용을 합니다. 하루에 두 번 이상 뜨거운 물이나 찬 물로 샤워를 하면서, 내 안의 더러운 찌꺼기들을 씻어 낸다면, 그것 또한 영생의 비법이 될 것입니다.

물과 불과 대지와 대기가 조화로운 자연에 자신을 노출시키는 것이 정력이 강해지는 비법이요, 생명력이 충만해지는 비방입니다.

딱 하루만이라도 자연 속에 자신을 맡겨 보십시오. 해가 떠서 질 때까지, 하얀 구름이 오가는 하늘을 바라보며 풀밭에서 딩굴딩굴해 보십시오. 잠시 시선을 딴 데다 두고 있었더니 새털 모양의 구름이 어느새 토끼 모양이 되고, 어느덧 나무 그림자가 비스듬히 길어지는 등, 시시각각 자연이 변화하는 모습을 지켜보면서 자다 깨다를 반복하노라면, 고요한 생명의 힘이 저절로 내 안에 쌓이게 됩니다. 햇빛과 물과 바람과 대지의 고요한 힘이 정(精)이 되는 것입니다. 그렇게 생명력이 충만해져야만, 그것을 득도에 쓸 수도 있고, 섹스에 쓸 수도 있는 것입니다. 반 고흐나 아인슈

타인이나 에디슨은 이런 생명 에너지를 정신 에너지로 전환했던
분들이라고 할 수 있겠지요.

천상의 축제

산다는 것은 사랑한다는 것입니다. 글자 생김새로 보아도 '살
다' 와 '사랑하다' 는 같은 어원인 듯 싶고, 영어로도 '리브' 와
'러브' 는 알파벳 하나가 다를 뿐입니다. 사랑이 없으면 사는 것
이 아니라 견디는 것입니다.

그러면 어떻게 사랑할 것입니까? 에덴동산에서 처음 만난 낯선
두 짐승처럼 서로를 바라보는 것으로 시작하는 편이 좋을 것입
니다. 하얀 테이블보 위에 촛불을 켜 놓고, 명상 음악의 선율이
방 안을 휘감게 합니다. 향을 켜 놓는다면, 내 인생에 끼어든 낯
선 손님을 감상하기에 더욱 좋은 분위기가 되겠지요. 아무것도
걸치지 않는 발가벗은 몸이 되어 서로의 육체를 감상하면서, 누
군가 소질 있는 쪽이 춤을 추어도 좋을 것입니다. 물론 함께 춤을
춘다면 더욱 좋겠지요.

자연스럽게 서로에게 다가가 천천히 서로를 만집니다. 급하게
서두를 필요가 어디 있겠습니까? 맛난 음식을 즐기듯이, 서로를
구석구석 애무합니다. 속도를 조절하여 밀리미터로 해야지, 킬로
미터로 급하게 가야 할 필요가 있을까요? 마치 에덴동산처럼 나
란히 드러누워 있는 것만으로도 둘 사이에는 신비스러운 에너지

가 흐르기 시작합니다.

　나란히 누워서 눈을 감은 채로, 오른쪽 코를 들이 막고 왼쪽 코로 숨을 한껏 들이쉬고 다시 왼쪽 코로 천천히 내쉽니다. 그런 호흡을 세 차례 반복하고는 눈을 뜨고 서로를 바라봅니다. 이것은 감정의 찌꺼기를 깨끗하게 청소하여 감각을 백 촉으로 환하게 켜는 호흡법입니다.

　'거룩하다'는 것은 이렇게 서로의 안을 깨끗하게 하여 태초의 낯선 짐승으로 돌아갔을 때 가능한 일입니다. 대낮의 연장선상에서 세금이 어떻고 주식이 어떻다는 이야기로 성스러운 분위기를 깨뜨릴 필요가 있을까요? 늘 잣대를 대서 평가를 하는 대낮의 버릇을 어찌하지 못하고, 낯선 두 짐승의 '거룩한 행위'에도 잣대를 갖다 대서 잘했나 못했나를 혼자서라도 왈가왈부할 필요가 있을까요? 우리 자신을 불행하게 만들었던 경쟁 체제나 시간관념을 침실에까지 끌어들일 필요가 있을까요? 옷을 벗을 때는 그 모든 사회적 관념까지도 다 벗어 버려, 진정한 에덴동산으로 만들 필요가 있습니다.

　함께 호흡조절을 하고, 서로의 육체를 세밀하게 어루만지다 보면, 은근슬쩍 잠이 찾아올 수도 있습니다. 그대로 잠이 들어도 얼마든지 괜찮습니다. 발가벗은 채로 그렇게 잠이 들어서 아침에 출근한다면, 왠지 '거룩'을 저지른 것처럼 기분이 상쾌해질 것입니다. 적어도 하루 동안은 천사가 되었기 때문입니다. 사실, 그것이 천사의 방식이기도 합니다. 하지만 실제적인 삽입이 없었을 뿐, 둘 사이의 에너지는 말없이 오간 것이 분명합니다.

잠이 올 듯한 상태에서 교합을 하면 평소보다 더 느긋하게 충분히 즐길 수가 있습니다. 섹스는 에고의 죽음을 경험하는 것입니다. 하지만 둘 사이의 보이지 않는 에너지는 섹스가 끝났다고 해서 멈추는 것이 아니라 계속해서 돌고 돕니다. 남성의 하체에서 여성의 하체로, 여성의 하체에서 여성의 상체로 이어진 에너지는 다시 남성의 상체로 이어집니다. 남성이라 할지라도 하체가 +라면 상체는 -구실을 하는 것이요. 여성이라 할지라도 하체가 -라면 상체는 +구실을 하는 것입니다. 누군가 아픈 부위가 있다면 교합을 한 상태에서 상대가 손을 얹어 주면 에너지가 휘돌면서 치유될 것이 당연한 이치입니다.

아이를 못 가져서 고민인 여성을 짝으로 둔 남성은 여성의 안쪽 복사뼈를 자주 애무해 주십시오. 아이가 없는 여인의 안쪽 복사뼈는 만져 보면 냉기가 돌곤 합니다. 그 부위가 자궁에 해당합니다. 유산을 두세 번 경험한 여인도 이런 식으로 효험을 본 적이 있습니다. 생리통으로 고통을 겪는 여성이라면 바깥쪽 복사뼈를 만져 주십시오.

우리 모두는 남성이나 여성의 옷을 임시적으로 입고 있을 뿐, 우리가 입고 있는 성(性)이 영원한 것은 아닙니다. 남성이냐 여성이냐는 상수(常數)가 아닌 변수(變數)로서, 우리가 전생에 경험한 것과는 다른 성을 택해서 경험의 폭을 확장시키는 것이 보통이라고 합니다.

성은 우주의 아주 신비한 측면입니다. 빅뱅 때부터 하늘이 준 선물입니다. 만물이 이 에너지에서 벗어날 수 없습니다. 수소원자 두 개와 산소원자 하나가 결합하여 물이 되는 이치도, 성 에너지와 닮은꼴이 아니고 무엇입니까? 양성자와 전자가 합쳐져서 원소 변화가 일어나는 양자 내부의 신비는 무엇으로 설명할 수 있겠습니까?

섹스는 너와 나의 성스러운 사원인 육체 안에서 우주의 신비를 맛보는 일이요, 하늘에 올리는 예배입니다.

우리도 문화 수출국이 되어야 한다

1999년, 1년 동안 미국 듀크(DUKE) 대학에 가 있기로 결심하던 순간부터 출국 비행기 안에서까지 마음속 깊은 데서 약간의 긴장과 두려움이 있었다. 미국 사람들에게 음양오행의 의미를 어떻게 전달할 수 있을까? 하는 것이었다.

군 생활을 카투사로 복무했던 덕으로 일상생활 영어나 간단한 개념의 의사소통에는 큰 어려움이 없었지만 음양오행의 개념 설명은 그들에게는 너무 생소할 텐데, 이를 이해시키려면 어떻게 해야 할까? 궁리가 많았다.

드디어 통합의학센터 문을 열고 들어가면서, 너무 잘하려 긴장하면 더 잘 안될 것이라 스스로 다짐하며 크게 심호흡 한 번 한 뒤, 그냥 흘러나오는 대로 해보지 뭐 하고 생각했다.

마침내 스터디가 시작되었다. 온통 흰 머리에다 흰 수염까지 멋지게 기른 마음 좋게 생긴 정신과 의사 출신 개업의가 자신의 케이스를 발표했다. 정신 질환자들의 침 치료에 관한 것이었는데, 놀랍게도 오행의 속성을 이용한 20명의 치료 케이스였다.

정신 질환자의 행동양태 중에서, 사람들에게 고함을 지르며 욕을 분출해내는 환자의 경우에는 오행 중 목(木)의 문제로 보고 경혈자리 중 목(木)에 배속된 침 자리를 주로 활용하고, 늘 히죽 히죽 웃는 환자의 경우에는 심장의 문제로 보고 화(火)의 침 자 리를, 구석에 박혀서 뭔가에 무서워하고 움츠려져 있는 환자에겐 수(水)의 문제로, 자꾸 반복되는 생각에 계속 자신을 괴롭히는 환 자에겐 토(土)의 문제로, 자꾸 울고 슬퍼하는 환자에겐 금(金)의 문제로 치료 포인트를 접근하여 시술했더니 훨씬 높은 치료율을 보이더라는 발표였다.

나는 발표하는 그 의사뿐만 아니라 참석자들에게도 눈길이 가 지 않을 수 없었다. 이 사람들이 모두 이 내용을 이해하고 있는가 에 대한 의구심이 들어서다.

이윽고 발표가 끝나고 질문 토의 시간. 모두들 아주 재미있어 하며 활발한 질문들을 해댔다. 이미 목(木)의 기운은 우드(wood) 에너지로, 화(火)의 기운은 파이어(fire) 에너지로 그들의 개념 속에 들어 있었던 것이다.

영어로 설명해야 하는 부담에서 벗어나면서 묘한 감정이 스며 들어왔다. 한약처방에 대해선 아직 우리의 단계에 오기에는 여러 난관이 그들 나름대로 있었지만 침법에 있어서는 우리의 80% 수 준까진 와 있구나 느껴졌고 이처럼 계속 막대한 돈과 인력을 투 입해 연구한다면 머지않아 우리의 지적자원인 한의학마저 역수 입(逆輸入)될 수도 있겠구나 하는 씁쓸함이 밀려왔다.

어디 한의학뿐인가. 요즘 엄청 확산이 많이 된 요가도 그렇다.

7~8년 전만 해도 우리 나라에선 요가수련장이 별로 눈에 띄지 않았었다. 내가 미국에 있었던 그때 벌써 미국에선 지금의 우리 나라처럼 곳곳에서 선풍적인 인기를 끌면서 요가가 유행하고 있는 것을 보고, 곧 우리도 그리 되겠구나 직감할 수 있었다. 그 외에도 동양적 문화를 현실화한 프로그램들이 많다.

아바타(avatar) 같은 프로그램도 그렇고, 동사섭(同事攝) 같은 프로그램도 처음 서양인들이 만들어 보급했으며, 어떤 것은 비싼 로열티를 지급하고 있다.

인도에서 참가해 봤던 '탄트릭 펄세이션(Tantric Pulsation)'이라는 프로그램도 동양 도가의 성도인술과 탄트라의 문화적 유산을 현실화한 프로그램으로 대단히 큰 인기를 끌고 호응도 얻고 있었다.

콜럼버스의 달걀처럼 그것을 자신감을 갖고 처음 시작할 수 있다는 것도 그들의 큰 능력임은 부인할 수 없는 사실이다. 우리도 자신감을 갖고 우리 생활문화에 훨씬 익숙한 우리의 문화유산을 프로그램화 하여 수출할 수 있어야겠다.

부존(賦存)자원이 적은 우리 나라의 경우 우리의 자산은 우리의 정신문화에 많이 있는 것이니, 이런 문화 콘텐츠 개발을 통해 전 세계에 수출할 수 있는 프로젝트에 나의 사명도 같이 들어가길 소망해 본다.

중독(中毒)에 대하여

　대구 한의대 생리학 교실에서 행해진 실험 하나가 나에겐 큰 흥미를 안겼다. 코카인 중독에 대한 침의 효과에 대한 실험이었다.

　생쥐가 레버를 누르면 스스로 고가인을 자가 주입(현새 우리나라에선 쉽지 않은 기술이라고 한다)할 수 있게 환경을 만들고 그 중독에 대한 행동 양태와, 몸에 미치는 영향 등을 파악하는 실험이었다.

　한 번 누를 때 한 번씩 주입되게도 하고, 다섯 번 눌러야 한 번 주입되게도 해 봐서 그들의 욕망 강도를 확인할 수 있는 항목도 있고, 레버를 눌러도 안 나오게 했을 때의 반응으로 중독치료의 힌트를 얻어 보고자 하는 항목도 있었다. 인위적으로 코카인을 주입해주고 난 뒤에는, 쥐가 그 다음 레버를 밟아 자가 주입하는 빈도가 늘어나는 것에 대한 이론적 해석 등 아주 다양한 방법으로 마음의 욕망을 해석해 보려는 실험이었다.

　우리 뇌의 변연계(邊緣界)에서 욕망과 관련하여 도파민은 평온과 행복감을 느끼게 하는 호르몬이다. 코카인을 주입하면 도파민 분비가 엄청 높아지고, 코카인을 끊으면 도파민 분비가 크게 줄어든다. 도파민 분비량의 급격한 감소로 우울해지고 이것은 견디기 힘든 고통이다. 그래서 다시 코카인을 주입해 평온을 느끼고자 하며, 또 약효가 끝나면 다시 고통스러워지는 것은 물론 나중에는 점점 강도가 강해져야 되므로 결국 과다 주입으로 사망하게 되는 것이다.

여기서 철학적인 문제와도 연결 될 수 있는 의문이 생긴다.

과연 이 쥐가 기쁨을 찾기 위해서(A 상태) 다시 주입을 하려고 하는가? 아니면 불쾌감을 잊기 위해서(B 상태) 다시 주입을 하려고 하는가?

아직 논란이 계속되고 있지만 여러 다른 실험 결과로 보면 A 상태가 조절되지 않으면, B 상태가 통제되지 않는다는 것이라는 게 다수설이다.

삶의 지혜를 밝히는 여러 경전에서 전하는 것과 같이, 과학적으로도 쾌감이 있으면 꼭 불쾌감이 동반되는 것이 법칙이라는 것인데, 다만 이 쾌감이 크면 불쾌감이 가려져서 못 느낄 뿐이라는 것이다.

어느 날 문을 두드리는 소리에 나가 보니 여자 두 명이 하룻밤 재워 달라고 하면서 자신을 소개하길 한 명은 행운의 여신이고, 한 명은 불행의 여신이라는 것이었다. 행운의 여신만 들어오라고 했더니, 그럴 수 없다며 우리 자매는 항상 같이 다녀야 하는 쌍둥이라고 했던 유명한 우화가 떠오른다.

　지나치게 행복과 쾌락을 쫓아가는 마음을 조절하지 않으면, 결국 그만큼 깊게 찾아오는 허탈감과 불행은 사라질 수 없다는 것이고, 행운과 불행 모두에서 벗어나는 경지만이 이 굴레를 벗는 유일한 방편이라는 가르침이 온몸으로 다가오는 것이다.

　이것은 담배, 술, 마약 뿐 아니라 섹스에도 해당이 되는 것이니, 우리가 섹스의 본질에 다가갈수록, 섹스가 명상과 맞닿을 때에만 온전한 평화와 기쁨을 느낄 수 있게 된다는 것을 깨닫게 된다. 그래서 오쇼 라즈니쉬는 현대인에게 명상에 들어가기에 섹스가 아주 효율적인 방편이라고 했고, "그 처음으로 들어가는 문은 섹스가 되게 하라. 그러나 그것이 마지막이 되게 하지는 말라."고 상조한 것이다.

　섹스를 그저 억압하거나 회피하지 않고 섹스를 온전히 알게 될 때만이 섹스의 탐닉이나 중독에 빠지지 않고 섹스를 초월할 수 있는 것이다.

　섹스를 온전히 알기 위한 오랜 세월의 노력과 수행이 도가의 성도인술과 탄트라에서 이어져 왔으니, 우리의 삶에도 이 원리들이 살아 숨쉬도록 학습하여 온전한 평화와 안식을 느끼길 바란다.

성행위의 치료적 효과

우리에게 잘 알려진 성에 관한 고전으로 인도에 <카마수트라>가 있다면, 중국에는 <소녀경(素女經)>이 있다.

"저는 <소녀경(素女經)>이라는 책 보고서 실망했고요, 황당했어요!"

구성애 선생의 '푸른 아우성'에서 강의를 할 때, 성 상담을 하시는 30대 중반의 여성이 웃으며 하는 말이었다.

그럴 수 있다. 총론 부분을 지나고 나면 무슨 의학 서적처럼 갖가지 병 치료를 하는 체위와 삽입 횟수에 대한 것이 많이 나온다. 보통 사람들이 갖고 있는 성에 대한 관념으로 보면 황당하고 터무니없어 보일 것이다.

<소녀경(素女經)>은 소녀(素女)라는 여인과 황제(黃帝)라는 남자와의 문답으로 내용을 전개한다. 이는 한의학의 바이블이라고 불려지는 <황제 내경(黃帝 內經)>도 비슷한데, <황제 내경>에는 기백(岐白)선사라는 사람과 황제(黃帝)라는 사람의 문답으로 구성되어져 있다. 그래서 자연스럽게 소녀경도 한의학적 원리와 무관하지 않다는 것을 유추해 볼 수 있으며, 책 이름에 경전이라는

글자까지 붙일 수 있다고 본다.

예를 들어 팔익(八益)이라 하여 여덟 가지 이점을 설명한 장에서, 뼈를 강화시켜 주는 행위에 대한 설명을 하고 있다. '이익을 얻기 위하여 여성은 왼쪽 무릎의 맨 윗부분을 사용하여 다리를 구부리고 옆으로 눕는다. 남성은 여성 위에 누워 팔과 다리에 체중을 싣는다. 남성은 성기를 삽입하고 정확하게 45번의 상하운동을 한다. 이 방법은 남성의 관절을 조화롭게 하고 여성 몸의 응혈(凝血)을 제거한다. 이것은 열흘 동안 하루에 5번 실시한다.(45는 5x9의 의미이다).

그러니 동양의학적 관점과 성도인술의 원리로 보면 결코 허무맹랑한 이야기는 아니다. 이런 동작을 모든 사람이 이렇게 다 따라 하지 않더라도 그 근본원리를 응용해 보면 여러 가지 좀더 현실적인 방도가 나올 수 있다.

오랫동안 요통을 호소하는 여자 환자를 진찰해 본 결과 척추 주변의 근육의 긴장과 단축 등이 주요 원인이어서 스트레칭이 아주 좋은 치료법이 될 수 있는 경우였다.

그런데 스트레칭이 좋은 효과를 내기 위해서는, 근육의 운동 제한점까지 근육을 펴 주고, 그것보다 조금 더 펴 줄 수 있을 때 효과가 커진다. 그런데 이 때 근육의 기시, 종지부위와 인대 등의 경결 때문에 저항을 받으므로 고통이 뒤따르게 된다. 그래서 효율적으로 충분한 스트레칭이 되기가 쉽지 않은 게 사실이다.

그 환자의 치료 과정 중 경과를 물었다.

"스트레칭 열심히 하세요?"

"아, 예. 처음엔 좀 했는데 아프니까 점차 꾀가 나서 요샌 솔직히 잘 못해요."

"음~ 그러면요. 이번 숙제는 꼭 하셔야 합니다. 이번 숙제는 즐겁게 할 수 있을 거예요."

"뭔데요?"

환자의 근육 단축 상태를 효율적으로 스트레칭할 수 있는 체위를 그림에서 보여주면서, "이런 자세로 꼭 숙제하고 오셔야 합니다. 그래야 빨리 낫습니다."

그 이유에 대해 나의 설명을 듣긴 했지만 쑥스러워 하면서 그러겠다는 대답은 없었다.

그리고 몇 번의 치료를 더 받으러 왔는데, 의외로 근육 단축 상태도 많이 좋아지고 통증을 거의 못 느끼게 되었다. 본인도 많이 좋아하며 얼굴에 화색이 돈다. 그러면서 수줍게 말을 떼기를 "있잖아요. 원장님께서 내 준 숙제가 효과가 컸던 것 같아요" 한다.

혼자 스트레칭을 하다 보면 아프기도 하고, 따분해지기 쉽기 때문에 지속적으로 충분한 스트레칭을 잘 안하게 되는데 반해, 성생활 중에 하게 되면 성적 쾌감 때문에 약간 아픈 것은 쉽게 잊어버리고 스트레칭의 효과를 크게 볼 수 있다. 그래서 극단적으로 무리한 동작만 아니면 아주 좋은 치료가 되는 것이다.

이런 이치로 근골격의 문제뿐만 아니라 내상 질환에도 각각의 경락 통로를 잘 소통하게 하는 효과를 발휘하여 치료할 수 있는 것이다.

알고지내는 모 영화감독도 오랫동안 자신을 괴롭혔던 요통을 섹스로 고쳐 신기했다고 말했다.

이 감독의 요통도 같은 원리로 치료가 됐을 것이다. 다만 남성의 경우에는 <소녀경>에서의 기본 규칙이기도 한 접이불루(接而不漏), 즉 사정하지 않는 성행위가 지켜지는 것이 근본적 치료를 위한 또 하나의 요점이다.

소녀경(素女經)에서 본 치유적 성행위

<소녀경(素女經)>에서는 성행위의 특정 체위와 횟수 등으로 얻을 수 있는 8가지 이익(八益)에 대하여 설명하고 있다. 동양에서는 양수(陽數)를 중시하는 측면도 있는데 양수(陽數)를 홀수로 보며, 그 중에서도 9를 가장 높은 양수(陽數)로 보았으며, 가장 원숙한 양의 상징으로 받아들였다. 그래서 삽입횟수를 9의 배수인 18, 27, 36, 45, 54, 63, 72, 81번으로 해야 한다는 개념이 나오는 것이다.

치료적 성행위는 의미가 있다. 특정한 체위는 어떤 경락을 활성화시키는 자세가 되기 때문이다. 체위를 잘 이용하면 그 경락의 부조화에서 나올 수 있는 병증을 치료할 수 있다는 개념인 것이다.

치유적 성행위에서 여성의 역할은 매우 중요하다. 여성은 모든 것을 수용하고 헌신하는 가슴의 감정에너지를 내보낸다. 또 여성의 몸에서 부드럽고 따뜻한 미묘한 애액(愛液)이 나오면 남성의 정신과 육체가 음양조화를 이루고 싶은 동기를 강하게 느끼게 된다.

이 때에 남성은 흥분을 조절할 수 있어야 한다. 자신의 에너지를 조절하여 사정을 하지 않는데 집중하고, 치유에너지를 순환시키며 여성의 에너지와 극적인 합일을 하려 노력한다. 동시에 여성은 자신을 모두 내던져 자신의 영혼 속에 있는 치유에너지를 파동으로 전달한다.

이렇게 여성이 아낌없이 주는 과정에서 여성은 더욱 여성적이 되며 생리활성이 왕성하게 된다. 서로가 주면서도 서로가 받는 상승작용을 통해 건강이 좋아질 수 있다.

8가지 이익 비법

정액을 진하게 해주는 체위

여성은 허벅지를 넓게 벌리고, 측와위와 비슷하게 옆으로 눕는다. 남성은 여성의 다리 사이로 따라 측와위로 눕고 성기를 서서히 삽입한다. 남성은 18번의 삽입운동을 한 후에 여성

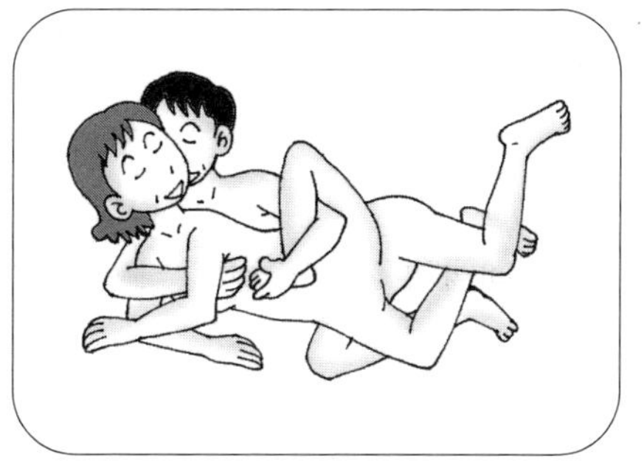

과의 성행위를 멈춘다.

이 방법은 정액을 진하게 만들어 주고, 여성의 출혈을 치료하는 효과가 있다.

15일간 하루에 두 번씩 실시한다(18번은 2×9의 개념이다.).

남자의 기를 편하게 쉬게 하는 체위

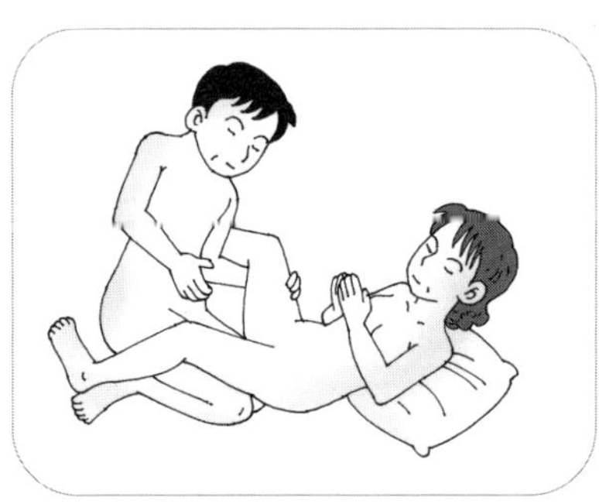

여성은 엉덩이 아래에 보조물로 쿠션 같은 것을 깔아 엉덩이를 좀 높이고 다리를 벌려 눕는다. 남성은 여성의 다리 사이에 무릎을 꿇고 남성 성기를 삽입한다. 남성은 삽입 운동을 27번 한 후에 성행위를 멈춘다.

이 체위는 남성의 기를 편히 쉬게 하고, 여성 성기의 냉기를 치료하는 효과가 있다.

20일 동안 하루에 세 번 실시한다(27번은 3×9의 개념이다.).

내장의 기능을 좋게 해주는 체위

여성은 측와위로 누워 무릎이 가슴부위에 닿을 만큼 웅크리는 자세를 취하거나, 혹은 양다리를 들어올린다. 남성은 여성의 오른쪽에 발목 위에 측와위로 누워 남성의 성기를 뒤에서부터 삽입한다. 남성은 36번의 삽입운동을 한 후에 성행위를 멈춘다.

이 방법은 남녀 모두의 내장 기능을 좋게 한다.

20일 동안 하루에 4번씩 하도록 한다(36번은 4×9의 개념이다.).

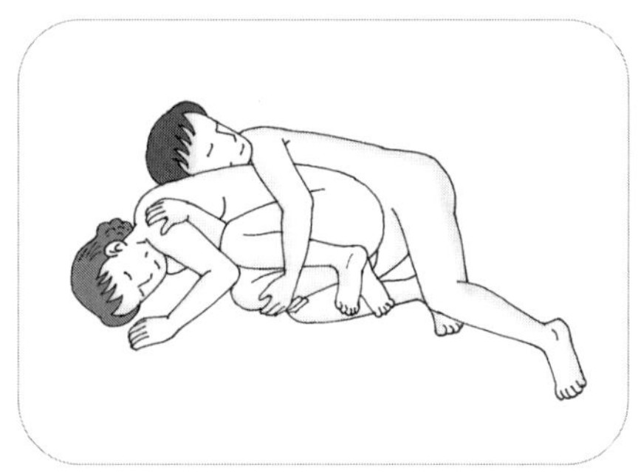

뼈를 튼튼하게 해주는 체위

여성은 왼쪽 무릎을 들어 다리를 구부리고 옆으로 눕는다. 남성은 여성 위에 눕는 자세를 취하는데 이때 체중은 남성 자신의 팔과 다리에 실어야 한다. 남성은 성기를 삽입하고, 45번의 삽입운동을 한다.

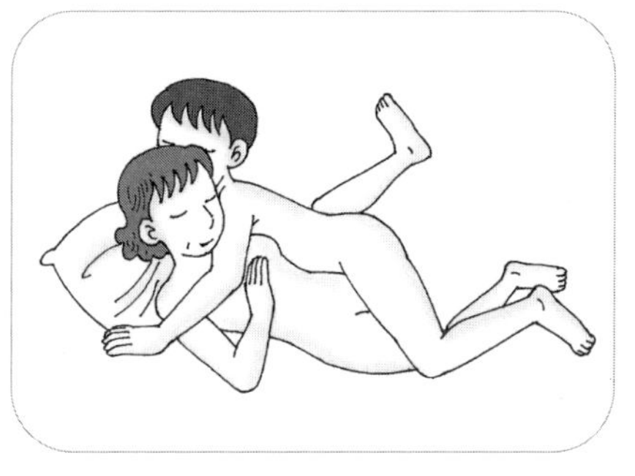

이 방법은 남성의 관절을 건강하게 하고 여성 몸의 응혈(凝血)을 제거해주는 효과가 있다.

열흘 동안 하루에 5번 하도록 한다(45번은 5×9의 개념이다.).

혈액순환을 조화롭게 해주는 체위

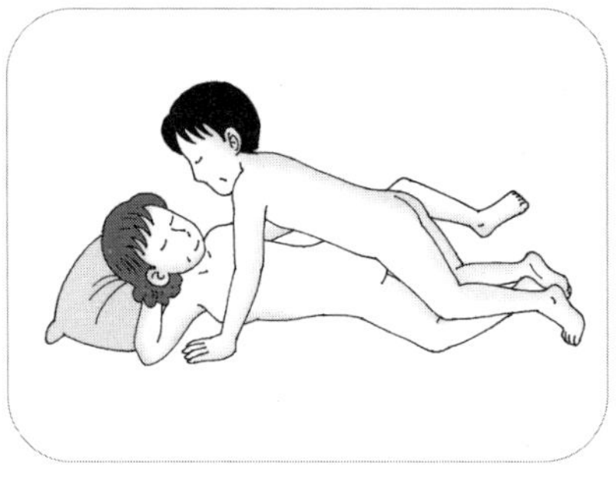

여성은 측와위 자세로 오른쪽 다리는 구부리고, 왼쪽 다리는 펴서 옆으로 눕는다. 이때 남성은 자신의 팔에 체중을 의지하여 여성위에 눕고 여성은 남성의 성기를 삽입시킨다. 남성은 54번의 삽입운동을 한다.

이 방법은 혈액순환을 조화롭게 해준다. 여성의 성적 영역의 모든 고통을 치료하는데 효과적이다.

20일 동안 하루에 6번 실시하도록 한다(54번은 6×9의 개념이다.).

혈액을 증강시키고 맑게 하는 체위

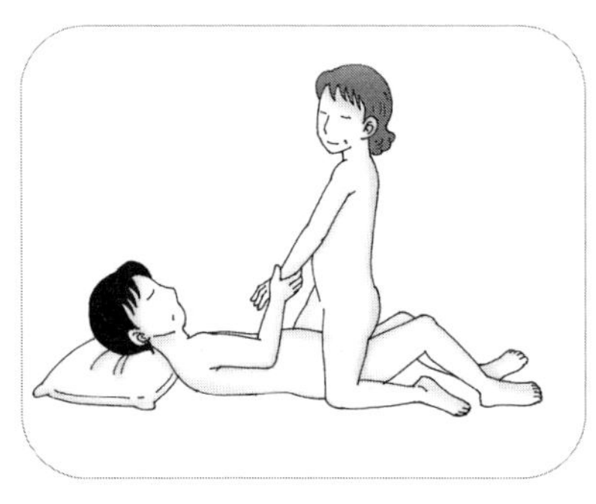

여성상위 체위다. 남성은 등을 대고 눕고 여성은 남성위에서 남성의 다리 바깥쪽으로 무릎을 꿇고 앉는다. 여성의 엉덩이가 올라가는 자세에서 남성은 성기를 깊숙이 삽입한다. 여성은 아래위로 움직이며 63번의 상하 운동을 계속한다.

여성이 남성 위에 쪼그리고 앉는 것도 또 다른 방법이다.

남성의 힘을 키워 주고, 혈액을 저장하는 효과가 있다. 또한 여성의 생리불순을 치유하는데도 효과적이다.

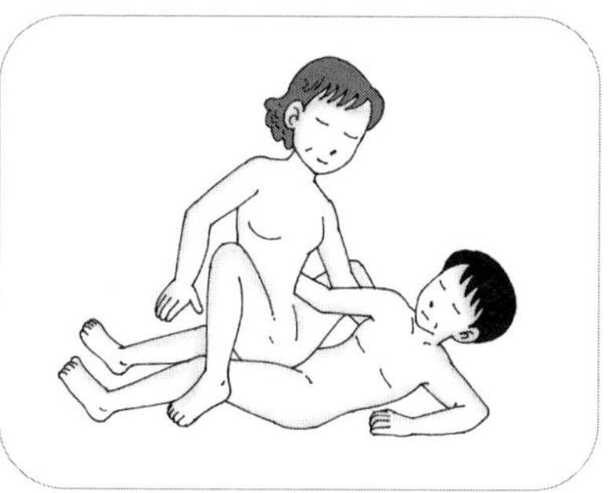

10일 동안 하루에 7번 하도록 한다(63번은 7×9의 개념이다.).

몸 안의 여러 가지 기능을 균형시키는 체위

후배위의 자세로 여성은 얼굴을 바닥에 대고 엉덩이를 들어 올려 평평하게 엎드린다. 베개나 쿠션 같은 보조물을 사용하여 여성을 효과적으로 도울 수도 있다. 남성은 뒤쪽에서 위치하여 자신의 성기를 뒤에서부터 삽입하여 72번의 삽입운동을 한다.

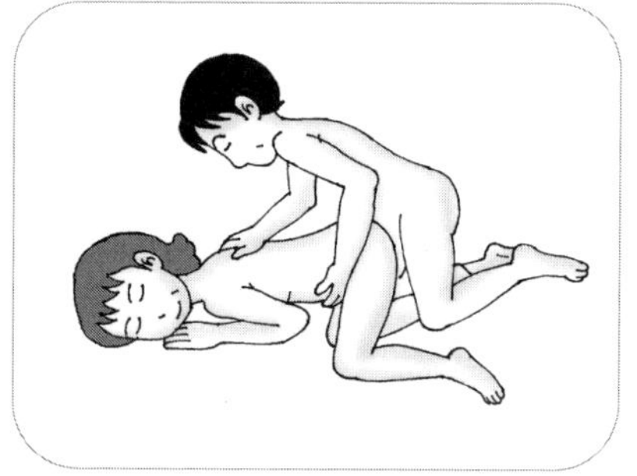

이 체위는 몸 안의 각 기능을 균형 있게 하고 골수 생산을 증가시켜 주는 효과가 있다.

하루에 8번씩 하되 효과를 지속되는 한 계속하도록 한다 (72번은 8×9의 개념이다.).

온몸의 기관을 활력이 넘치게 하는 체위

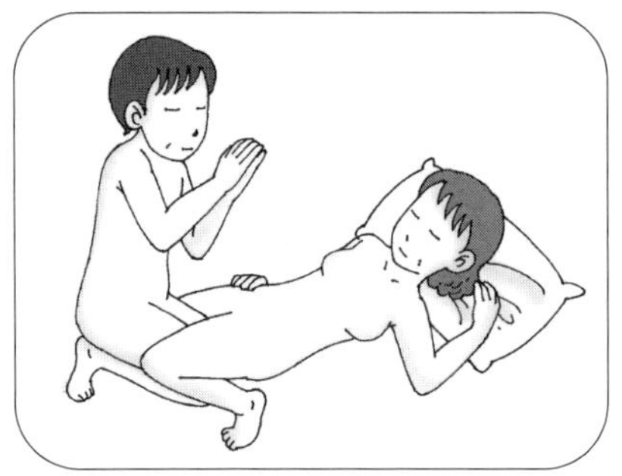

여성은 등을 바닥에 대고 두 다리를 뒤로 구부려서 발이 엉덩이를 받치도록 눕는다. 남성은 여성의 두 다리를 벌리고 여성 위에 올라타서 성기를 삽입한다. 남성은 성기를 삽입한 후 81번의 삽입운동을 한다.

이 체위는 남성의 뼈를 강인하게 해주고 온 몸의 기관에 활력이 넘치게 하는 효과가 있다. 또한 여성의 성적인 문제를 치료하기도 한다.

9일 동안 하루에 9번 한다(81번은 ×9의 개념이다.).

이런 소녀경의 치유적 개념과 유사한 방법이 비록 단순하게 그 개요만 설명하고 있지만 인도의 탄트라 전통에도 있다.

인도 초기의 의학 책인 <수슈루타사미타>에서는 "아름답고 고결한 여성과 주의 깊게 행해진 성행위는 무엇보다도 훌륭한 약(藥)이다." 라고 기술하고 있다.

측정된 상하운동은 호흡과 집중에 직접적인 영향을 주고 내재된 생리적인 화(火)를 자극하는 부가된 효과를 갖는다.

상하운동을 할 때 소리를 크게 내어 숫자를 센다거나 마음속으로 세어서는 안 된다.

오히려 그것들은 배경음악, 염주, 구슬 혹은 도교나 탄트라의 많은 그림에서 묘사된 다른 기억 장치에 의한 리듬으로 측정해야 한다. 상하운동은 실제로 세지 않고 손가락으로 헤아리는 것도 가능하다. 치료적 성행위는 어렵지 않으며 확실히 육체와 정신의 불균형을 균형 잡히게 하는 가장 직접적인 방법 중의 하나이다.

처음엔 이런 내용들을 접하면, 당황스러울 수도 있다. 하지만 성 도인술과 탄트라 섹스의 기본을 익힌 분이라면, 이런 치료적 성행위가 가능할 수 있다고 수긍하실 수 있을 것이다.

더욱 많은 분들이 성 도인술의 마스터가 되어서 치료적 성행위에 있어서도 많은 사례의 축적과 발전이 있기를 기대해 본다.

인간 욕망의 끝은 어디일까?

정몽헌 현대아산그룹 회장의 투신자살과 이건희 삼성 회장의 막내딸 자살 등 소위 잘 나가는 집안 사람들의 자살소식에 보통 사람들은 의아해 한다. "아니, 뭐가 부족해서, 자살까지……." 하는 의구심과 함께 "도대체 산나는 것이 무엇인지?" "뭐가 행복인 것인지? 인간은 무엇을 추구하고 사는 존재인지?" 등에 관한 고민을 하게 된다.

천문 공부를 하러 갔다가 선생님께 들은 재미있는 이야기다. 어떤 주지사가 당선이 된 후 주립 시설들을 시찰하던 중 주립 정신병원엘 가게 됐다.

그곳에서 여러 정신병자 중 눈에 띄는 환자가 있었는데, 벽에 자기 머리를 세게 찧어 박으면서 "루루!, 루루!"하는 것이었다. 병원장께 물어보니 사랑했던 여자 이름이 루루인데 그 여자가 자기보다 더 열정적으로 구애한 다른 남자와 결혼해버려서 그 이후 상실감으로 저러고 있다고 했다.

다른 쪽도 쭉 둘러보는데 또 한쪽에서 다른 사람이 벽 모서리에 머리를 세게 찧으면서 "루루! 루루!" 하는 것이었다. "아니? 저

사람은 왜 또 저렇게 루루를 부르면서 저러고 있습니까?”하고
주지사가 물으니, 병원장이 “저 사람이 루루와 결혼했던 사람입
니다.”라고 했다는 것이다.

우리는 못 얻으면 그것 때문에 괴로워하고, 얻으면 또 그것 때
문에 또 괴로움을 만들어 힘들어한다는 것이다. 그래서 없으면
주라고 징징, 주면 또 그것 때문에 괴롭다고 징징대서 요새 신
(神)이 인간들이 귀찮아서 사라진 것이 아니냐고 했다.

행복과 불행! 갖는 것과 갖지 못함! 에고(ego)가 만들어 내는 이
양쪽의 가치는 언제나 한계를 곧 드러내고 계속 쳇바퀴처럼 뱅
뱅 맴도는 것이리라. 이 양 극단을 모두 그대로 지켜보면서 초월
하지 않고서는 끝낼 수가 없는 것이다.

그래서 인간이 추구하는 욕망의 끝을 잘 살펴보면, 거의 이
에고 없음의 느낌에 집착하고 탐닉하는 것을 볼 수 있다. 다만
그 방법이 일회성이고, 그 일회성의 황홀감이 지나가고 났을 때
의 허탈감을 채우기 위해서 지혜롭지 않게 집착하는 것이 문제
이다.

마약중독에서 일시적으로 느끼는 깊은 이완과 에고 없음 같은
황홀감을 또 채우려고 바깥에서 그걸 또 찾는 것이고, 바깥에서
찾는 것은 한계가 금방 드러나게 되는 것이다. 그리고 자생력을
억제시키고 손상시키는 문제점이 있다.

예전에 네덜란드에선가 누군가 특이한 기구를 개발했는데, 스
위치를 누르면 자기 목이 조여지는 기구였다. 그런데 목 졸려서

죽기 일보 직전에 육체로부터 자신이 빠져나가는 것을 느끼며 자신의 실체가 육체가 아니구나 하는 상황인식과 더불어 묘한 자유를 느끼며 에고 없음과 같은 황홀감을 느낀다고 한다.

그래서 이 기구가 꽤 인기를 끌고 팔렸는데 문제가 생긴 것은 그 고비에서 멈추지 않고 넘어가 버려 죽는 사람이 속출하기 시작하여, 그 해 자살률이 많이 늘어났다는 것이다.

결국 시판이 중지되었다고 한다. 쥐의 코카인 자가 주입 실험에서 입증됐듯이 목숨을 걸고도 탐닉하는 것이다.

결국 우리는 에고 없음을 일시적인 것이 아니라 전체적으로 느낄 수 있을 때에만 완전히 자유롭고, 완전히 평화로우며, 완전한 사랑 그 자체가 될 수 있는 것이다.

그래서 섹스도 찰나의 기쁨을 얻기 위해 자신의 에너지를 엄청 소모하여 대가를 많이 치르는 방식을 지양(止揚)하고, 에너지의 손실 없이 더욱 충일된 에너지로 에고 없음을 경험할 수 있는 성도인술이나 탄트라 섹스가 필요한 것이며, 더 깊고 높은 경지에 가기 위해서 명상이 늘 생활화되는 방향으로 우리의 삶을 바꿀 필요가 생긴다.

우리가 어떤 직업을 가졌든, 어떤 일을 하든, 모든 순간이 다 명상의 순간이 될 수 있는 것이니 굳이 어디엔가 자리 잡고 앉아 눈감고 있어야만이 명상을 하는 것은 아닌 것이다.

이 길만이 채울 수 없는 인간 욕망의 끝없는 갈증을 해결하는 유일한 길이다.

변형과 초월을 꿈꾸는 사람들이여! 우리에게 주어진 아름답고 기쁜 성 에너지의 온전한 합일을 통하여, 근원적 고향에까지 함께 걸어가는 길벗이 되어 보지 않겠는가?

지은이   이재형
펴낸이   장인행

1판 1쇄   2006년 11월 30일
2판 1쇄   2007년 6월 20일

펴낸곳   깊은솔
주 소   서울특별시 종로구 구기동 85-9번지 인왕 B/D 301호
전 화   02-396-1044(대표) / 02-396-1045(팩스)
등 록   제1-2904호(2001.8.31)
ⓒ 이재형 2006
ISBN 978-89-89917-20-5 03810

값 9,500원